痛风

防治专家指导

主编 孟庆良 谷慧敏 杜爱华

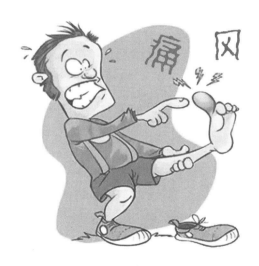

河南科学技术出版社

· 郑州 ·

图书在版编目（CIP）数据

痛风防治专家指导 / 孟庆良，谷慧敏，杜爱华主编 . —郑州 : 河南科学技术出版社 ', 2022.12

ISBN 978-7-5725-0850-9

Ⅰ . ①痛… Ⅱ . ①孟… ②谷… ③杜… Ⅲ . ①痛风 – 防治 Ⅳ . ① R589.7

中国版本图书馆 CIP 数据核字（2022）第 110986 号

出版发行：河南科学技术出版社
　　　　　地址：郑州市郑东新区祥盛街 27 号　邮编：450016
　　　　　电话：（0371）65788613　65788624
　　　　　网址：www.hnstp.cn
责任编辑：仝广娜
责任校对：耿宝文
封面设计：宋贺峰
责任印制：张艳芳
印　　刷：河南博雅彩印有限公司
经　　销：全国新华书店
开　　本：890 mm × 1 240 mm　1/32　印张：5　字数：116 千字
版　　次：2022 年 12 月第 1 版　　2022 年 12 月第 1 次印刷
定　　价：26.00 元

如发现印、装质量问题，影响阅读，请与出版社联系并调换。

编委会

前言

　　痛风是嘌呤代谢紊乱及（或）尿酸排泄障碍，使细胞外液中过饱和的尿酸钠或尿酸结晶沉积于关节、周围组织或器官而出现的一系列临床综合征。近年来我国痛风患病率持续升高且发病年龄呈年轻化趋势，根据国家风湿病数据中心统计，目前我国痛风患者人数已超过 1 亿；痛风已成为继糖尿病之后又一常见代谢性疾病，造成了极大的社会负担。

　　痛风性关节炎不仅急性发作时导致关节的剧烈疼痛，随病程迁延最终会出现关节毁损、痛风肾病，并且诱发和加重糖尿病、心脑血管疾病等。虽然痛风已成为常见病，但广大医务工作者，尤其是广大基层医生对该病的诊断、鉴别诊断和治疗还存在许多盲区甚至误区，且中医药治疗方案百家争鸣、众说纷纭，导致年轻医生和患者莫衷一是。因此，本书采用问答形式，系统总结了中医和西医对痛风的认识及治疗方法。目前痛风的治疗还强调患者的参与，提倡患者进行疾病的自我管理，本书专设患者最关心的问题一篇，从患者的角度解答痛风相关知识，让患者更好地了解痛风，并积极参与疾病的自我管理。

　　书中所介绍的药物治疗方法，因存在个人差异，剂量仅供参考，以医生指导为准。

　　在本书的撰写、出版过程中，河南省中医院的领导给予了大力支持，编写团队的青年骨干对策划、整理付出了较多心血，还有许多参与的研究生及同道付出了诸多努力，在此一并表示感谢！

本书虽然经过多次审阅、修订，但恐怕仍有疏漏或错误之处，欢迎广大读者提出宝贵意见，以便修订提高。

孟庆良

2022 年 4 月

目录

第三篇　患者最关心的问题／70

第一篇

中医话痛风

1. 痛风的中医病名是什么？

中医学中也有"痛风"之名。

"痛风"一词最早见于梁代陶弘景《名医别录》："独活，微温，无毒。主治诸贼风，百节痛风无久新者。"这里的"痛风"是指由于邪风侵袭导致的关节疾病，应当属于"痹证"范畴。

金元时期的《东垣十书》《丹溪心法》将"痹证"中的"痛痹""行痹"称为"痛风"或"白虎历节风"。

金元四大家之一的朱丹溪对"痛风"颇有研究，其所著的《格致余论·痛风论》记载："彼痛风者，大率因血受热，已自沸腾，其后或涉冷水，或立湿地，或扇取凉，或卧当风，寒凉外搏，热血得寒，污浊凝涩，所以作痛，夜则痛甚，行于阴也。"说明"痛风"乃因血热当风遇湿受寒，湿浊凝滞阻于经脉，表现为"作痛，夜则痛甚"，也应属于"痹证"范畴。

明代的《医学入门》曰："痛风，形怯瘦者，多内因血虚有火；形肥勇者，多外因风湿生痰；以其循历遍身，曰历节风；甚如虎咬，曰白虎风；痛必夜甚者，血行于阴也。"

明代的《医学六要》曰："痛风，即内经痛痹。上古多外感，故云三气合而为痹。今人多内伤，气血亏损，湿痰阴火，流滞经络，或在四肢，或客腰背，痛不可当，一名白虎历节是也。"

清代林佩琴的《类证治裁》则曰："痛风，痛痹之一症也……初因风寒湿郁痹阴分，久则化热致痛，至夜更剧。"

中医学将痛风归于"痹证"范畴。

2. 痛风的主要表现是什么？

痛风发作时表现为病变局部剧烈疼痛，甚则被单覆盖患处都难以承受，或手不能举，或足不能履地，并且有日轻夜重和疼痛呈转移性的特点。经休息和治疗后虽可好转，但时息时发，日久可致受损部位肿胀、畸形，恢复较为困难。本病的病位初期在肢体、关节之经脉，继则侵蚀筋骨，内损脏腑。常见疼痛部位见图1。

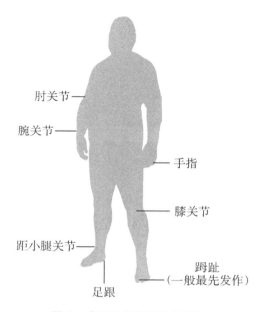

图1 痛风患者常见疼痛部位

3. 中医认为哪些因素导致了痛风？

（1）内因：先天禀赋不足，正气亏虚，脾肾失养，脾肾清浊代谢功能紊乱。脾主运化，主升清，脾运失司则湿浊内生；肾主水，主调节人体的水液代谢，失司则影响排泄，湿浊内停，化生痰瘀，凝滞关节，筋骨失养，经脉痹阻，气血运行不畅而发为本病。也就是说，先天禀赋不足、脾肾功能失调为痛风的发病基础。

（2）外因：感受风、寒、湿、热之邪，如居住湿地、水中作业、冒雨涉水、汗出当风或环境湿冷等。正气不足且卫外不固之时，风寒湿邪或湿热之邪可入侵人体经脉，留着肢体、筋骨、关节之间，痹阻不通，发为本病。

（3）诱因：正虚邪侵，受寒劳累，或饮食不节，醇酒厚味，或复感外伤，或手术、关节损伤等，均可加重经脉痹阻，气血通行不畅诱发本病。中医病因概括见图2。

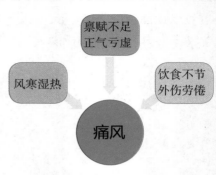

图2　痛风的中医病因

4. 中医认为痛风的主要病机是什么？

痰浊凝滞关节是重要的病机根源。如《万病回春》所言："一切痛风，肢节痛者，痛属火，肿属湿……所以膏粱之人，多食煎炒、炙爆、酒肉热物蒸脏腑，所以患痛风、恶毒、痈疽者最多。"饮食不节，嗜食膏粱厚味，痰浊内生，积热既久，熏灼津液为痰，痰浊流滞经络，一旦为外邪触动，气血愈加凝滞不通，则发为痛风。

瘀血为实证最常见的病理因素。湿热、痰浊久滞体内，必影响气血运行，气滞则血瘀，瘀血又可在湿热痰浊胶结之处、凝聚之所发为痛风。痰浊凝滞不得泄利，痹阻关节，为痛风病因病机之关键。饮食失节，脏腑失调，日久湿热毒邪酝酿而生，蒸灼气血津液，而成痰瘀。久则可由无形而变有形，痹阻经络、关节、皮肤、肾等可成痰核、肿块。有形之瘀更阻气血，导致关节持续疼痛、肿胀、红热、麻木、重着、屈伸不利甚或畸形。

本病急性期多为湿热蕴结，恢复期则多为寒湿阻络。久病不愈则血脉瘀阻，津液凝聚，痰浊瘀血痹阻经络而关节肿大、畸形、僵硬，关节周围瘀斑、结节；后期可内损脏腑，并发有关脏腑病症，尤以肾气受损多见。肾元受损，气化失司，则水湿内停，外溢肌肤，而成水肿；湿浊内停，郁久化热，湿热煎熬，可成石淋；若肾气衰竭，水毒潴留，可为肾劳之证。

5. 中医如何诊断痛风？

中医主要根据国家中医药管理局发布的《中医病证诊断疗效标准》来诊断痛风：

（1）多个趾、指关节卒然红肿疼痛，逐渐疼痛剧如虎咬，昼轻夜甚，反复发作。可伴发热、头痛等症。

（2）多见于中老年男性，可有痛风家族史。常因劳累、暴饮暴食、摄入高嘌呤食物、饮酒及外感风寒等诱发。

（3）初起可单关节发病，以第一跖趾关节多见。继则足踝、足跟、手指和其他小关节出现红、肿、热、痛，甚则关节腔可有渗液。反复发作后，可伴有关节周围及耳郭、耳轮及趾、指骨间出现"块瘰"（痛风石）。

（4）血尿酸、尿尿酸增高。发作期白细胞总数可增高。

（5）必要时做肾脏B超、尿常规、肾功能等检查，以了解痛风后肾脏病变情况。X线检查可示软骨缘邻近关节的骨质有不整齐的穿凿样圆形缺损。

6. 痛风需要与哪些中医病证相鉴别?

（1）风寒湿痹：为大关节游走性疼痛或肿胀，无痛风石，抗链球菌溶血素"O"升高，而血尿酸不高，病愈后关节不遗留强直变形。

（2）尪痹病（类风湿关节炎）：多见于青年女性，虽好发于小关节，但关节没有突起（图3），表现为游走性对称性多关节肿痛，多伴晨僵，类风湿因子阳性，血尿酸不高。

（3）热痹：关节灼热肿痛，无跖趾关节起病的特点，无痛风石，血尿酸、尿尿酸不高，关节液内含大量白细胞，培养可查出致病菌。

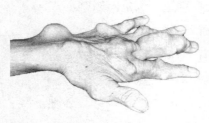

痛风（痛风石形成）　　尪痹病（类风湿关节炎）

图3　痛风与类风湿关节炎的关节表现不同

7. 中医认为痛风石是怎么形成的?

从中医学的观点分析，痛风日久或失治，痰湿滞阻于血脉之中，难以泄化，与血相结而为浊瘀，滞留于经脉，则可导致骨节肿痛，结节畸形，甚则蚀骨溃破，渗溢脂膏，形成痛风石。

8. 痛风性关节炎引起下肢溃疡的病机是什么?

痛风性关节炎可以引起下肢溃疡。《灵枢·痈疽》记载:"寒邪客于经络之中,则血涩,血涩则不通。"国医大师朱良春总结痛风的病因病机,也说痰湿阻滞于血脉之中,难以泄化,与血相结而为浊瘀,滞留经脉,则骨节肿痛、结节畸形,甚则溃破溢脂,聚久成毒,损及脾肾内脏。凡此皆浊瘀内阻使然,实非风邪作祟。

9. 国医大师路志正对痛风有哪些认识?

路志正先生赞同朱丹溪对痛风病因病机的认识,即"主要强调了内因,而认为风、寒、暑、湿、热、毒等外邪仅是在内因前提下之诱发因素"。路老认为本病的病因病机主要有:血中有热,污浊凝涩;饮食不节,酒色过度;正气不足,外感风、寒、暑、湿之毒;情志不畅,伤脑动神等,致内脏功能失调,气血偏盛,阴阳失衡,而诱发本病。认为其发病或因内有血热,外受风寒,涉水冒湿;或因饮食不节,恣啖肥甘,饮酒过度,损伤脾胃;或因劳倦过度,思虑伤脾所致。脾虚胃弱,升降失司,久必伤及肾气,肾气虚则气化不利,清浊不分,水湿内蕴,久则化热。内外之邪相引,则易诱发本病。

路老建议将现代医学中的痛风命名为"痛风痹",以区别于传统医学中痛风的概念,使其更有针对性,便于对其进行治疗和深入研究。痛风痹的病因以内因为主,源于饮食将息失宜,痰湿浊毒瘀阻,故治疗首当注意调整生活习惯,禁忌膏粱厚腻之品。药物以健脾祛湿为主,同时配合疏风泄浊、清热解毒、活血通络等不同治法。方中以炒苍术、炒白术、生薏苡仁、炒薏苡仁、藿香醒脾健胃，治本以杜病之源；金雀根、草薢、虎杖、土茯苓、蚕沙清热解毒，消肿止痛；防风、防己祛风湿、通经络，除湿利关节，因风能胜湿；益母草、车前草、泽泻渗利小便，使湿有出路，湿祛则热孤；鸡血藤、青风藤祛风活血通络。加减：脾虚者加五爪龙、黄芪、太子参益气健脾祛湿；肾气不足者加续断、桑寄生、杜仲；小便不畅者加金钱草、通草、六一散；胃脘胀满，纳食欠馨者加藿香梗、紫苏梗、厚朴花、焦三仙、五谷虫；湿浊热毒较甚者加炒枳实、大黄；痰瘀阻络，患处皮色较黯者加山慈菇、穿山甲珠（可用替代药品）、地龙。

10. 国医大师朱良春对痛风有哪些认识？

朱良春先生认为，痛风"以中老年，形体丰腴，或有饮酒史，喜进膏粱肥甘之人为多；关节疼痛以夜半为甚，且有结石，或溃流脂液"；明确指出："从病因来看，受寒受湿虽是诱因之一，但非主因，湿浊瘀滞内阻才是主要原因"。对于痛风发病机制，认为"痰湿阻滞于血脉之中，难以泄化，与血相结而为浊瘀，滞留于经脉，则骨节肿痛、结节畸形，甚则溃破，渗溢脂膏，或郁闭化热，聚而成毒，损及脾肾"，指出"凡此皆浊瘀内阻使然，实非风邪作祟"。据此，朱老创立了"浊瘀痹"新病名及"泄浊化瘀、调益脾肾"的治法。

朱老强调痛风不是普通的关节痹痛，它是体内自身代谢失常导致的疾病，有其内在根源，所以朱老明确指出它似风而非风。该病的治疗难点在于易反复发作，疗效不能巩固，不易根治。针对目前痛风辨治多重清热利湿止痛的现象，朱老提出自己独到的看法——痛风主要之责为"浊瘀"，而非"湿热"。痛风实际上是脏腑功能失调、升降失常、气血失和的全身性疾病。浊毒瘀滞、脾肾失调始终是痛风致病的主线。急性期、慢性期、缓解期不同阶段所反映的恰是邪盛正虚消长演变出现的症候变化。正因为基于这样深刻的认识，朱老对痛风的治疗有很清晰的思路和成熟的方药，力求防止复发、延缓进展，所以疗效也较为显著，包括较难对付的痛风石也能化解和控制进展。同时朱老把调补脾肾之法提到重要的地位，作为治法贯彻疾病治疗始终。这是他的独特见解。此外，朱老很好地体现了治病求本的思想，反复强调：如忽视对脾肾的调养，则主要病因"浊瘀"不能从根本上化解。脾肾二脏的调摄是杜绝痛风发病和发生并发症的根本。朱老对痛风注重调益脾肾治其本。浊毒瘀结内生，与脾肾二脏清浊代谢紊乱有关。多种原因致脾失健运之功，升清降浊无权，肾失气化之能，分清别浊失司，浊毒内生，滞留血中，随血行散布，则可发生一系列病变。痛风性关节炎仅是其中常见的一种病理改变。由于痛风之发生是浊瘀为患，故应坚守"泄浊化瘀"这一法则，审证加减，浊瘀即可逐渐泄化，而血尿酸亦将随之下降，从而使分清泌浊之功能恢复，而趋健复。这也说明：痛风虽然属于"痹证"范围，具有关节疼痛、肿胀等痹证的共同表现，但浊瘀滞留经脉乃其特点，若不注意此特点，套用常规治痹方药笼统施治，则难以取效。

朱老用药没有只顾眼前的症状，而是深挖根源，尤其是强调间歇期和慢性期的调治，体现了医家的长远眼光。

11. 中医治疗痛风的原则是什么？

中医治疗痛风的原则是以清热利湿、活血通络为法，并利用中药所含的活性成分促进尿酸的排泄。诸家论治，皆寓显朱良春国医大师所提出的泄浊化瘀之法。临床在分期治疗过程中，无症状高尿酸血症期属湿浊内蕴，应立足于利湿化浊，以防湿浊内阻，酿成浊瘀热毒。痛风急性发作期多属风湿热痹和湿热痹范畴，应从泄浊化瘀、清热通络、祛风除湿着眼，以阻止病情发展。缓解期（间歇期）若辨证为瘀血阻络，则以活血通络为主，同时应兼顾清涤浊毒之邪。若发展到慢性期，又需针对兼挟痰浊、血瘀者，随证参用化痰泄浊、祛瘀通络之法。同时，根据阴阳气血的虚衰，注意培本，补养气血，调补脾肾。

12. 中医如何以"治未病"原则进行干预性治疗？

基于高尿酸血症或痛风间歇期往往没有明显症状或临床无证可辨的情况，根据"未病先防、已病防变、既病防渐"的"治未病"原则，可从痛风发病机制上进行药物干预。

首先对患者进行体质辨识：气虚体质以六君子汤为主方，阴虚体质以六味地黄丸为主方，阳虚体质以附桂八味丸为主方，痰湿体质以二陈汤合平胃散为主方等（图4）。同时结合中药药理，配伍相应药物，如茯苓、粉草薢、威灵仙、苍术、薏苡仁、地龙、玉米须、金钱草、白茅根、车前草、蚕沙等利湿化浊、降低尿酸；芫花、大黄、虎杖、何首乌等清热解毒、通腑化瘀，对黄嘌呤氧化酶有较强的抑制作用，从而减少尿酸合成；百合、山慈菇等有秋水仙碱样作用；穿山龙、茯苓、秦艽、防己、黄柏、忍冬藤、淫羊藿等有抗炎作用；石见穿、猫爪草、山慈菇、海藻、牡蛎、半夏、天南星、僵蚕等化痰软坚、散结消瘀，对软化痛风结节有一定功效；金雀根、金钱草、石韦、瞿麦、泽泻、益母草、大黄、穿山龙、水飞蓟、水红花子等清热通淋、化瘀排石，对消除尿酸盐沉积于肾小管及肾间质引起的炎症和肾梗阻有一定的作用；蚕沙、青皮、陈皮等能降低尿液中尿酸水平。

对痛风发病机制进行药物干预，有利于调整机体阴阳气血的平衡，减少血尿酸的生成，防止痛风性关节炎反复发作，减轻尿酸盐对血管、心、脑、肾等器官的影响。

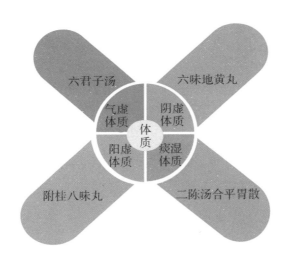

图4　中医以"治未病"原则进行的干预性治疗

13. 中医药针对实验室检查指标异常如何进行干预？

针对血沉、C反应蛋白、血尿酸、肝功能、肾功能等指标异常及X线异常改变，中药有很好的疗效。

如茯苓、黄柏、地黄、牡丹皮、秦艽、忍冬藤、虎杖等能降低血沉、C反应蛋白；秦艽能促进尿酸排泄，临床可配合茯苓、威灵仙、车前子等用于降尿酸的治疗。

对肾功能异常（如肌酐、尿素升高）、蛋白尿，临床可选用黄芪、冬虫夏草、大黄、积雪草、益母草、徐长卿等具有改善肾功能作用的药物。

长期或不合理地使用抗炎、降尿酸制剂等药物可能引起肝损伤、肝功能不全。有研究显示，垂盆草、水飞蓟、丹参、虎杖、苦参、茵陈、枸杞子、五味子等有降低转氨酶、保护肝功能的作用，能有效治疗药物性肝损伤。

慢性痛风性关节炎反复发作，X线检查若显示关节面或骨端皮质有透光性缺损阴影，呈现虫蚀样、穿凿样、蜂窝状、囊状改变的，骨质往往难以修复和新生。为防止尿酸盐形成而引起骨质破坏，在积极治疗痛风基础上，可适当选用骨碎补、续断、淫羊藿、肿节风、狗脊、龙骨、牡蛎、穿山甲（可用替代药品）、龟甲等益肾壮骨、化瘀消瘰之品，以养护骨质，降低骨破坏的发生率。

14. 中医药治疗痛风的疗效评价是什么？

中医药治疗痛风参照国家中医药管理局发布的《中医病证诊断疗效标准》《中药新药临床研究指导原则》中的相关标准结合临床实际进行疗效评估。

（1）临床控制：关节疼痛、红肿等症状消失，关节活动正常，积分减少 ≥ 95%。

（2）显效：关节疼痛、红肿等症状消失，关节活动不受限，70% ≤ 积分减少 <95%。

（3）有效：关节疼痛、红肿等症状基本消除，关节活动轻度受限，30% ≤ 积分减少 <70%。

（4）无效：关节疼痛、红肿等症状与关节活动无明显改善，积分减少 <30%。

15. 痛风的中医辨证要点是什么？

痛风的辨证要点主要是辨兼挟、辨虚实。

本病主要病因为湿热。兼挟之邪，一是外邪，如起居不慎、外感风寒、膏粱厚味、内聚湿热均可诱发。二是痰浊瘀血等内邪，湿热聚而生痰，痰凝则影响气血流通，气滞则血瘀；湿热与痰瘀俱为有形之邪，常胶结一处，故在辨证方面须掌握其不同特征，以便了解何者为主，何者为次，而相应地在用药上有所侧重。如瘀滞甚者，局部皮色紫黯，疼痛夜重；痰浊甚者，局部皮色不变，但却有肿胀表现；湿热也能引起肿胀，但局部有灼热感等。

本病在早期以实证为主，中晚期则多为虚实兼见，甚至以虚证为主。虚证以气血亏虚证多见，重者则见肝肾亏虚证。气虚证的表现是倦怠乏力，面色苍白，食少，便溏，短气，自汗，舌淡，脉弱；血虚证的表现是面色少华，头晕，心悸，多梦，失眠，爪甲色淡，疼痛呈游走性，舌淡，脉细；肝肾不足者则多头晕，心悸，腰痛，耳鸣，舌淡（阴虚火旺则舌质红），脉细弱。

16. 痛风的中医辨证分型有哪几种？各证型的症候及治法是什么？

痛风的中医辨证分型有下焦湿热证、寒湿痹阻证、瘀血阻络证、痰热挟风证、气血两虚证、肝肾亏虚证。

（1）下焦湿热证。

症候：膝以下关节及其周围组织突发性疼痛，初发时其痛有昼轻夜重的特点，疼痛剧烈，足不能履地，行走极其艰难，痛点常呈游走性，局部肿胀灼热，舌质红，苔黄腻，脉滑数。

治法：清热，利湿，化浊。

方剂：四妙散（《医学正传》）加味。

组成：苍术12g，黄柏10g，薏苡仁12g，牛膝10g，独活10g，防己10g，威灵仙10g，茯苓30g，蚕沙10g（包煎），萆草60g。

服法：水煎服，每日1剂。7剂为1个疗程。中成药可配合内服痛风颗粒、二妙丸。

（2）寒湿痹阻证。

症候：肢体关节疼痛剧烈，红肿不甚，得热则减，关节屈伸不利，局部有冷感，舌淡红，苔白，脉弦紧。

治法：温经散寒，祛风化湿。

方剂：乌头汤（《金匮要略》）加味。

组成：制川乌6g，麻黄6g，黄芪20g，炒白芍15g，鸡血藤15g，当归15g，薏苡仁15g，萆薢15g，甘草9g，桂枝5g，细辛3g，土茯苓30g，生姜3片。

加减：关节肿胀重者加车前子、白芥子各10g；便溏者加炒山药30g，炒白术15g，乌梅、干姜各10g；关节漫肿难消甚者有结节肿块加莪术、皂角刺、穿山甲（可用替代药品）各10g，三七粉（冲服）3g；畏寒重者加威灵仙、仙茅各10g；小便清长、夜尿多加益智仁、锁阳、乌药各10g；伴腰膝酸软加杜仲、桑寄生、牛膝各10g。

服法：水煎服，每日1剂。7剂为1个疗程。

（3）瘀血阻络证。

症候：手足关节疼痛剧烈，如针刺刀割，甚至于手不能触，夜重昼轻，局部皮色发黯，或舌有瘀斑、瘀点，脉涩。

治法：活血化瘀，宣痹止痛。

方剂：桃红四物汤（《太平惠民和剂局方》）加减。

组成：生地黄12 g，当归10 g，赤芍10 g，川芎10 g，威灵仙10 g，秦艽10 g，鸡血藤10 g，防风10 g，徐长卿12 g，桑枝10 g。

服法：水煎服，每日1剂。7剂为1个疗程。中成药可配合内服痛风颗粒、益肾蠲痹丸。

（4）痰热挟风证。

症候：手足关节突发性疼痛、肿胀，疼痛夜甚于昼，胸闷痰多，舌苔黏腻，脉弦滑，兼见恶风、自汗等表现。

治法：清热燥湿，化痰祛风。

方剂：上中下痛风方（《丹溪心法》）。

组成：黄柏10 g，苍术10 g，防风10 g，威灵仙10 g，白芷10 g，桃仁10 g，川芎10 g，桂枝10 g，羌活10 g，龙胆草6 g，炮南星10 g，红花6 g。

服法：水煎服，每日1剂。7剂为1个疗程。中成药可配合内服痛风颗粒、新癀片。

（5）气血两虚证。

症候：倦怠乏力，短气自汗，食少便溏，多痰或饭后腹胀，面色苍白，指甲目眦色淡，头晕心悸，舌淡，苔根部黄腻，脉细弱。

治法：行气养血为主。

方剂：圣愈汤（《兰室秘藏》）加减。

组成：黄芪30 g，党参20 g，熟地黄12 g，当归10 g，山药15 g，白术10 g，川芎10 g，白芍12 g。

服法：水煎服，每日1剂。10剂为1个疗程。中成药可配合内服益肾蠲痹丸、八珍丸或十全大补丸。

（6）肝肾亏虚证。

症候：痛风日久，关节肿胀畸形，不可屈伸，重者疼痛，腰膝酸软，肢体活动不便，遇劳遇冷加重，时有潮热盗汗，或畏寒喜暖，舌淡少津，苔薄或无苔，脉沉细数或沉细无力。

治法：补益肝肾，除湿通络。

方剂：独活寄生汤（《备急千金要方》）加减。

组成：独活 10 g，防风 10 g，川芎 10 g，秦艽 15 g，当归 15 g，生地黄 15 g，白芍 15 g，杜仲 15 g，川牛膝 15 g，茯苓 15 g，鸡血藤 15 g，细辛 3 g，肉桂 5 g，人参 5 g，甘草 6 g，桑寄生 20 g。

加减：潮热明显者加青蒿 15 g，秦艽 10 g；盗汗明显者加五味子 10 g，生牡蛎 30 g；伴痰瘀结节者加白芥子、炮穿山甲（可用替代药品）各 10 g。

服法：水煎服，每日 1 剂。7 剂为 1 个疗程。中成药可配合内服益肾蠲痹丸、大补阴丸。

17. 国医大师朱良春治疗痛风的常用药物有哪些？

国医大师朱良春治疗痛风，初中期按湿浊瘀滞内阻论治，以泄浊化瘀、蠲痹通络为法，常用方剂以土茯苓、萆薢为对，萆草、虎杖为对，泽兰、泽泻为对，薏苡仁、玉米须为对。另外，泄浊化瘀，选秦艽、威灵仙为对，桃仁、赤芍为对，地龙、僵蚕为对，露蜂房、地鳖虫为对；蠲痹通络，又拟徐长卿、片姜黄为对，宣痹定痛屡收速效。痛风中晚期症见漫肿较甚者，拟加白芥子、胆南星为对，以化痰消肿缓痛。痛甚者拟延胡索、五灵脂为对，合全蝎、蜈蚣开瘀定痛。关节僵肿、结节坚硬者用炮穿山甲（可用替代药品）、蜣螂虫为对，破结开瘀，既可软坚消肿，也利于降低血尿酸指标。

痛风后期，损及脾肾，症见腰痛、血尿时，拟用金钱草、海金沙为对，小蓟、白茅根为对，以通淋化石止血，屡收佳效。

18. 中医泰斗焦树德常用什么方子治疗寒湿痹阻证痛风？

中医泰斗焦树德常用"鸡鸣散"治疗寒湿痹阻证痛风。组成：焦槟榔 10 g，木瓜 10 g，紫苏梗 12 g，吴茱萸 6 g，茯苓 30 g，猪苓 20 g，川牛膝 10 g，汉防己 10 g，威灵仙 15 g，制附片 10 g，防风 12 g，炙甘草 6 g，忍冬藤 30 g。水煎服，每日 1 剂，分 2 次服用。

19. 治疗痛风的经验方有哪些？

（1）泄浊除痹汤：土茯苓 30 g，萆薢 10 g，生薏苡仁 10 g，威灵仙 10 g，木瓜 10 g，山慈菇 10 g，泽泻 10 g，泽兰 10 g，王不留行 10 g，牛膝 10 g，生蒲黄 12 g，车前子 10 g。用法：每日 1 剂，水煎，取汁 200 mL，每次 100 mL，早、晚服用。功效：泄浊祛邪，化湿清热，活血化瘀。临床报道，本方可有效降低血尿酸水平，防止痛风急性发作，促进痛风石吸收。

（2）四味痛风饮：车前子 30 g，蔓荆子 15 g，百合 25 g，蜂蜜适量。用法：水煎服，每日 1 剂。1 个月为 1 个疗程。治疗期间嘱患者控制饮食，限制饮酒和高嘌呤食物的摄入，每天饮水 2000 mL 以上。

（3）加味防己黄芪汤：汉防己 15 g，生黄芪 15 g，生姜 10 g，白术 10 g，柴胡 12~15 g，黄柏 6~9 g，山药 15 g，大枣 12 枚。用法：每日 1 剂，分 3 次温服。痛风合并关节冷凉者，以苍术易白术 10 g；合并关节局部红、肿、热、痛者，加制川乌、制草乌各 3~5 g（先煎），细辛 3~6 g，麻黄 6~10 g，知母 15~20 g，赤芍 10~12 g；合并 2 型糖尿病的患者，以苍术易白术 10~12 g，加泽泻 30 g，车前子 10~20 g；合并肾功能障碍者，加熟大黄 6~15 g，牡丹皮 10~12 g，地榆 8~10 g，丹参 10~15 g；合并肾结石者，加泽兰 10 g，泽泻 12~30 g，夏枯草 10~15 g，赤芍、白芍各 10 g，生甘草 10 g；合并高血压、高血脂者，加通草 6 g，车前子 10 g，决明子 15~30 g。

20. 治疗高尿酸血症的验方、单方有哪些？

（1）仙虎汤：秦皮 15 g，虎杖 15 g，威灵仙 15 g，土茯苓 15 g，萆薢 15 g，黄柏 15 g，泽泻 15 g，玉米须 10 g，甘草 10 g。用法：水煎，分两次服，每日 1 剂。功效：清热除湿利尿。适用于高尿酸血症。

（2）百合车前汤：百合 20 g，车前子 30 g，蜂蜜适量。用法：水煎取汁，分 2~3 次服，每日 1 剂。百合含秋水仙碱，车前子促排尿酸，可防止痛风性关节炎发作。

（3）车前子茶：车前子 30 g（布包），加水 500 mL 浸泡 30 分钟后煮沸，代茶频饮，每日 1 剂。本方可增加尿量，促进尿酸排泄。

（4）山慈菇：山慈菇 30 g，水煎服，每日 1 剂。本品含有秋水仙碱成分，能有效缓解痛风发作，适用于痛风发作期。

（5）车前子土茯苓散：取车前子 300 g，土茯苓 300 g，将车前子炒黄后与土茯苓（去除杂质）拌和一起，粉碎为细粉，瓶装密封备用。用法：每次 8 g，每日 3 次，温开水送服。临床报道，降血尿酸用车前子土茯苓散，可获满意疗效。此外，用单味土茯苓也有良效，每次取土茯苓 30 g，水煎服，每日 1 剂。用于痛风发作期和缓解期，能增加尿酸排泄，降低血尿酸。

（6）萆薢：萆薢 30~60 g，水煎服。用于痛风发作期和缓解期，能增加尿酸排泄，降低血尿酸。国医大师朱良春在临床上常用大剂量土茯苓、萆薢降低血尿酸，对治疗高尿酸血症确有良效。

（7）金钱草：金钱草 60~120 g，水煎 2 次，共取汁 400 mL，分 2 次服。用于痛风缓解期，能增加尿酸排泄，降低血尿酸，防止痛风石形成。

（8）威灵仙：威灵仙 30~60 g，水煎服。用于痛风发作期和缓解期。能增加尿酸排泄，降低血尿酸，有明显的镇痛作用。

（9）海带薏米汤：海带 150 g，薏苡仁 60~100 g。同煮，不加糖，不拘次数饮用。急慢性痛风患者均可服用，有碱化尿液、利湿补钾的作用。

21. 痛风急性发作期有哪些表现？

急性痛风的诱发因素很多，如进食过多富含嘌呤的食物、大量饮酒、过度疲劳、关节局部损伤、寒冷刺激、应用利尿药、接受化疗等。近2/3患者首先第一跖趾关节受累，局部出现急性红、肿、热、痛和活动受限；其次为跗跖关节、距小腿关节（踝关节）和足跟；指、腕和肘关节受累则不常见。关节分布可不对称，下肢多于上肢，中轴关节受累极少见。症状多在午夜出现，来势较急，进展迅速，疼痛在数小时达内到高峰。患者往往因疼痛剧烈而难以入眠，辗转反侧，甚至不能忍受被单覆盖或周围的震动。部分患者可伴有全身症状，如发热、头痛及全身不适等。局部可见关节肿胀、潮红发亮、皮温高及活动受限。

22. 痛风急性发作的病机是什么？

痛风急性发作实属湿热瘀毒为患。饮食失节、脏腑失调，日久酝酿而生湿热毒邪，蒸灼气血，血热妄行而为瘀，毒邪内伏，不发作可如常人，若毒邪受外邪引动，毒阻经络，则关节红肿疼痛突发；毒邪久留，若蒸酿气血津液，生成痰瘀，结于关节、皮肤、肾等而成痰核、肿块；毒邪留于肾，损伤肾之精气，日久肾功能衰退，可出现癃闭、关格等证（图5）。故急性发作期重用清解之剂，一方面阻断湿热瘀毒对机体的损害，药用金银花、野菊花、蒲公英、山慈菇等；另一方面开前后二阴，促使毒邪排出，常用大黄、番泻叶、土茯苓、车前子、泽泻、薏苡仁等。

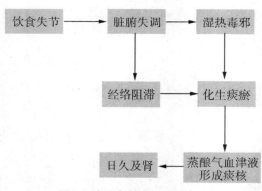

图5　痛风急性发作的病机

23. 痛风急性发作期的治法是什么？

治疗宜清热解毒、泄浊化瘀、通利关节、通络止痛。
方药：白虎桂枝汤加减。
生石膏（先煎）30~60 g，知母 10 g，粳米 10 g，甘草 6 g，桂

枝 6~10 g。加减：可选用利尿除湿之品，如猪苓、泽泻、车前子、防己、滑石之类；选加健脾化浊之品，如薏苡仁、土茯苓、金钱草之类；热盛者，选加忍冬藤、连翘、黄柏之类；阴津耗伤者，选加生地黄、玄参、麦冬之类；肿痛较甚者，选加乳香、没药、秦艽、络石藤、海桐皮、桑枝、地龙、全蝎之类；关节周围有红斑者，选加生地黄、牡丹皮、赤芍之类；下肢痛甚，可选加牛膝、木瓜、独活之类；上肢痛甚，可选加羌活、威灵仙、姜黄之类。除白虎桂枝汤外，也可选用方剂四妙丸、宣痹汤加减，加减法参上。

24. 治疗急性发作期痛风有哪些中成药？

（1）痛风颗粒（由茯苓、萆薢、威灵仙等药物组成。规格：每包 10 g）。急性期每次 2 包，每日 3 次，温开水冲服，连用 7 日，疼痛红肿症状消失即停止使用。国医大师朱良春认为，"浊毒瘀结"是痛风的主要病理因素，且与脾肾二脏清浊代谢紊乱关系尤为密切，据此提出在辨证论治的基础上将"泄浊化瘀，调益脾肾"法贯穿其始终。朱婉华教授在总结朱老"泄浊化瘀"经验的基础上，选用茯苓、萆薢、威灵仙等药研制出医院制剂——痛风颗粒，痛风急性期使用可以排泄尿酸、消肿止痛，在维持营养正常摄入的同时，又不引起痛风发作。经中国中医科学院基础理论研究所动物毒性实验，证明该制剂安全、不良反应少。临床观察发现在降低血尿酸的同时，部分患者的血脂、血液黏稠度也有不同程度改善，肥胖患者体重减轻，具有调益脾肾、恢复和激发机体整体功能、增加尿酸排泄、抑制尿酸生成的作用。

注意事项：痛风颗粒为清热解毒、泄浊化瘀之剂，脾胃虚寒者可减量使用。

（2）新癀片（由肿节风、三七、人工牛黄等组成。规格：每片 0.32 g）。急性期每次 3 片，每日 3 次，口服，连用 7 日，疼痛红肿症状消失即停止使用。新癀片具有清热解毒、活血化瘀、消肿止痛的作用，用于热毒瘀血所致的咽喉肿痛、牙痛、痹痛、胁痛、黄疸、无名肿毒等症。将其与痛风颗粒配伍应用于"浊毒瘀结"所致之痛风，有增强疗效的作用。

（3）芙黄膏。局部外敷。根据红肿灼热面积大小每次用 20~50 g，均匀涂布于双层纱布上外敷，每次不超过 12 小时，24 小时使用 1 次。极少数患者外敷处皮肤出现痒疹，可加用丹皮酚软膏（由丹皮酚、丁香油等组成。规格：每支 20 g），每次 1~3 g，与芙黄膏混合使用。

25. 国医大师朱良春治疗急性发作期痛风的经验是什么？

国医大师朱良春认为，急性发作期痛风乃浊毒瘀滞所致，恒用泄浊化瘀汤以降浊泄毒，活血化瘀，多获佳效。

方药：土茯苓 45 g，萆薢 15 g，威灵仙 30 g，桃仁 10 g，红花 10 g，泽兰 10 g，生薏苡仁 30 g，全当归 10 g，车前子 10 g，泽泻 10 g。用法：水煎服，每日 1 剂，分 2 次服。

其中，土茯苓、萆薢、威灵仙为主药。土茯苓泄浊解毒、健胃燥湿、通利关节；萆薢分清泄浊；威灵仙祛风除湿，通络止痛，辛散宣导，走而不守，"宣通十二经络""积湿停痰，血凝气滞，诸实宜之"，对改善关节肿痛确有殊功。三药合用对排泄尿酸有显著作用。

26. 治疗急性发作期痛风的常用经典方有哪些？

（1）上中下痛风方（《丹溪心法》）：方剂组成参见第16问。每日1剂，水煎，分2次服。功效：清热燥湿，化痰祛风。用于痛风痰热挟风证。

（2）三妙散加味方：炒苍术、炒白术各12g，黄柏10g，生薏苡仁、炒薏苡仁各30g，炒杏仁9g，藿香12g，金雀根30g，草薢15g，土茯苓15g，虎杖15g，蚕沙（包煎）15g，炒防风12g，炒防己15g，益母草30g，车前草15g，泽泻10g，鸡血藤15g，青风藤12g。每日1剂，水煎，分2次服。功效：健脾祛湿，疏风泄浊，清热解毒，活血通络。用于痛风急性发作期。

（3）宋氏自拟清热定痛汤：生石膏30g，知母30g，土茯苓20g，薏苡仁25g，猪苓15g，草薢15g，威灵仙10g，黄柏10g，连翘12g，牡丹皮10g，山慈菇12g，泽泻10g，生地黄12g，赤芍12g。每日1剂，水煎，分2次服。功效：清热利湿，通络止痛。适用于痛风初期单关节受累，关节红肿、发热，有明显压痛，活动受限，并伴有发热、头痛、脉速等。

（4）周氏经验方：蒲公英15g，地丁15g，大黄10g，芒硝10g，土茯苓20g，甘草10g，山慈菇20g，川草薢20g，炒白芥子10g，炒穿山甲（可用替代药品）10g，茵陈15g，苍术10g，黄柏10g，秦皮15g，秦艽10g。用法：水煎服，每日1剂。功效：清热解毒，泄浊化瘀，通利关节。适用于痛风急性发作期，症见足趾、踝或腕关节、手指关节红、肿、热、痛，局部灼热，痛不可触，昼轻夜重，周身发热，汗出烦渴，舌质红，苔黄厚或腻，脉滑数。

（5）罗氏痛风方：当归15g，秦皮15g，秦艽15g，威灵仙15g，豨莶草30g，羌活10g，防风15g，生升麻10g，粉葛根

30 g，苦参 10 g，苍术 12 g，车前子 15 g，生薏苡仁 30 g，生甘草 10 g。水煎服，每日 1 剂。主治：痛风急性发作。指征：尿酸增高，关节红、肿、热、痛，苔黄腻，脉滑数。

注意：脾胃虚寒者不宜使用。服药期间忌豆腐、鱼虾、动物内脏等食品。

（6）除湿化瘀方：薏苡仁 30 g，金钱草 30 g，土茯苓 20 g，黄芪 20 g，车前子 15 g，丹参 15 g，萆薢 15 g，益母草 15 g，大黄 10 g，甘草 5 g。水煎服，每日 1 剂。功效：清热除湿，化瘀通络，消肿止痛。适用于急性发作期痛风、高尿酸血症。

（7）化浊祛瘀痛风方：土茯苓 30~60 g，虎杖 30 g，粉萆薢 20 g，忍冬藤 30 g，薏苡仁 30~50 g，威灵仙 15 g，黄柏 10 g，川牛膝 10 g，木瓜络 10 g，泽泻 10 g，路路通 10 g，制乳香 10 g，制没药 10 g。随证加减：寒重去忍冬藤、黄柏，加制附片、炙桂枝各 10 g；湿重加苍术 10 g，川厚朴 6 g；若痛风反复发作 10 年左右已出现关节畸形，关节周围与身体他处皮下均可见到结节状突出之痛风石，可于原方中加金钱草 30 g，海金沙 10 g（布包），鱼脑石 15~18 g 痛风急性发作控制后，可在原方的基础上酌加补肾之品，如山茱萸、补骨脂、骨碎补等，以竟全功。水煎服，每日 1 剂。功效：化浊解毒，祛瘀通络。主治：急性痛风性关节炎。

（8）痛风定痛汤：金钱草 30 g，泽泻 10 g，车前子 10 g，海藻 15 g，生石膏 30 g，知母 10 g，黄柏 10 g，赤芍 10 g，生地黄 15 g，防己 10 g，地龙 10 g。每日 1 剂，水煎，分 2 次服。功效：清热利湿，活血定痛。主治：痛风性关节炎，局部有明显红、肿、热、痛者。

27. 治疗急性发作期痛风的验方、单方有哪些?

（1）灵仙羚羊角散：威灵仙 15 g，羚羊角粉（可用替代药品）10 g，苍耳子 6 g，白芥子 6 g。将上药共研为细末，每次 5 g，每日 3 次，黄酒调服。适用于痛风游走性疼痛。

（2）山慈菇煎：山慈菇 30 g。水煎，分 3 次服，每日 1 剂。适用于痛风急性发作期。

（3）土茯苓煎：土茯苓 30 g。水煎，分 3 次服，每日 1 剂。土茯苓味甘淡，性平，归肝、胃经，擅攻毒邪，能清血毒，剔毒邪，除痈肿，且能祛风胜湿。本品含秋水仙碱。适用于痛风急性发作期和缓解期。

（4）金钱草煎：金钱草 60~120 g。水煎，分 3 次服，每日 1 剂。适用于痛风急性发作期和缓解期，防止痛风石形成。

（5）威灵仙煎：威灵仙 30~60 g。水煎，分 3 次服，每日 1 剂。适用于痛风急性发作期和缓解期，防止痛风石形成。

（6）银花槐花茶：金银花 25 g，槐花 15 g。用沸水浸泡 30 分钟，代茶饮，每日 1 剂。功效：清热解毒，祛湿化浊。适用于痛风急性发作期和缓解期。

（7）凌霄花：凌霄花根（紫葳根）6~10 g，以水、酒各半煎服；或用凌霄花根 100 g，浸入 500 mL 白酒中制成药酒，每次 15 mL，每日 2 次。有凉血活血止痛之功。

（8）黄柏灵仙汤：黄柏 6 g，威灵仙 6 g，苍术 10 g，陈皮 6 g，芍药 3 g，甘草 10 g，羌活 6 g。共为粗末，加水煎服，每日 1 剂。有清热除湿、活血通络之功。适用于湿热型痛风。

（9）黑龟汤：龟甲 15 g，黑木耳 10 g，煎成一碗汤一次服下，每日 2 次，连服 5~7 日。忌动物内脏、鲤鱼、酸物。适用于痛风急性发作期和缓解期。

（10）丹红注射液：5% 葡萄糖注射液 500 mL+ 丹红注射液 30 mL，每日 1 次，缓慢静脉滴注。丹参具有活血化瘀、凉血宁心、调经止痛的作用，治痛风取其活血化瘀生新、行而不破血伤血的功效，抑制尿酸生成，加速尿酸排泄。红花活血通脉，祛瘀止痛，可改善微循环、防止血小板高凝状态，两药共用，改善微循环且消炎止痛作用明显。

28. 中医对于痛风间歇期的认识有哪些？

中医学认为，痛风间歇期当以培补调和为主，使脏腑功能强健、协调，毒无以生，用药以健脾益肾、利湿化浊之品为主。间歇期脾虚湿困者多见，常用参苓白术散，健脾益气扶正的同时，加防己、滑石、土茯苓、萆薢等利尿渗湿之品以祛邪；如属肝肾亏虚、痰瘀阻络之证，多用独活寄生汤和四妙散加桃仁、红花、全蝎等，在补益肝肾的同时，兼以利湿化痰祛瘀；肝肾阴虚者用杞菊地黄汤；脾肾气虚者，用大补元煎治疗时，还须根据所挟湿热、寒湿、瘀血之邪而加用清化湿热、温寒祛湿、活血化瘀等祛邪之品。标本兼治之法，既可逐邪外出，又可提高抵抗力，增强对过度疲劳、情绪紧张等诱发因素的耐受力，从而延长间歇期，减少痛风复发。采用中医审证求因、辨证论治的方法，对缓解症状、降低尿酸、巩固疗效有明显优势。

29. 中医药对于间歇期痛风如何治疗？

可以用中成药治疗，如口服痛风颗粒，每次 10 g，每日 3 次，连用 30 天为 1 个疗程；或以相关中药长期代茶饮。

30. 治疗间歇期痛风的常用经典方有哪些？

（1）扶脾泄浊汤：党参 15 g，白术 15 g，茯苓 20 g，虎杖 15 g，萆薢 15 g，车前子 20 g，黄柏 10 g，青风藤 15 g，老鹳草 15 g，鹿衔草 10 g，地龙 10 g，毛冬青 20 g。用法：水煎服，每日 1 剂，分 2 次服。功效：健脾，泄浊，化瘀。适用于痛风间歇期。

（2）健脾益肾方：炒白术 10 g，茯苓 12 g，炒山药 15 g，炒薏苡仁 15 g，桑寄生 12 g，牛膝 12 g，制黄精 12 g，山茱萸 10 g，泽泻 12 g，土茯苓 12 g，制大黄 5 g。用法：水煎服，每日 1 剂。功效：培补脾肾，协调脏腑，泄浊化瘀排毒。适用于痛风间歇期。

（3）薏苡仁汤合桃红四物汤：炒薏苡仁 20 g，赤小豆 20 g，淡豆豉 20 g，桃仁 10 g，红花 10 g，赤芍 10 g，生地黄 10 g，炒穿山甲（可用替代药品）10 g，泽泻 15 g，酒大黄 10 g，甘草 10 g。用法：水煎服，每日 1 剂。功效：健脾利湿，解毒消肿，活血化瘀。适用于痛风间歇期。加减：合并高血压者，加生石决明 20 g，豨莶草 30 g；合并高脂血症者，加决明子 20 g；合并尿路结石者，加金钱草 30 g，海金沙 30 g，路路通 10 g。

（4）尿酸平降方：土茯苓 30 g，忍冬藤 30 g，滑石粉 30 g，生薏苡仁 30 g，泽泻 10 g，牡丹皮 10 g，当归 10 g，赤芍 10 g，黄柏 10 g，川芎 10 g，防己 10 g，苍术 15 g，半夏 12 g，党参 20 g。用法：水煎服，每日 1 剂。功效：益气健脾，泄浊化瘀。适用于痛风间歇期脾虚湿滞者，症状缓解，但血尿酸仍明显高于正常值。

（5）三痹汤加减方：人参 10 g（另煎，兑服），白术 10 g，炙甘草 10 g，五味子 10 g，当归 15 g，茯苓 15 g，熟地黄 15 g，怀牛膝 15 g，续断 15 g，杜仲 15 g，赤芍 15 g，黄芪 30 g，陈皮 9 g，防风 9 g，秦艽 9 g，细辛 3 g，川芎 12 g，独活 12 g，桂枝 6 g，生姜 3 片，大枣 5 枚。用法：水煎服，每日 1 剂。功效：补气养血，舒筋通络。适用于痛风间歇期证属正虚邪恋者，关节炎症状和体征已经消失，血尿酸仍增高，神疲乏力，反复感冒，舌淡苔白，脉细弱或濡弱。

（6）加味四妙汤加减方：苍术 15 g，黄柏 15 g，牛膝 15 g，萆薢 15 g，赤芍 15 g，地龙 15 g，全蝎 15 g，桑寄生 15 g，知母 15 g，防己 10 g，泽泻 10 g，茯苓 10 g，续断 10 g，薏苡仁 20 g，金钱草 30 g，生黄芪 15 g，山药 15 g。用法：水煎服，每日 1 剂，早、晚 2 次温服。功效：健脾护肾，祛湿扶正，巩固疗效。用于痛风间歇期证属脾肾不足者，痛风诸症缓解，但仍腰酸膝冷，畏寒水肿。

31. 中医对于慢性期痛风的认识是什么？

中医学认为，慢性期痛风（慢性痛风石病变期）的表现如关节疼痛，反复发作，灼热明显减轻，关节僵硬、畸形，活动受限等，属正气不足，肝肾亏虚，久病必瘀，瘀血与痰浊胶结之证。故以调理气血、补益肝肾、通经活络、活血化瘀、化痰祛风为基本治疗原则，同时要重视辨证论治，因为慢性期痛风可表现出风寒湿痹、痰瘀痹阻，以及气血不足、肝肾亏虚等不同证型。

32. 全国名老中医宋贵杰对慢性期痛风有什么认识？

宋老认为，在痛风慢性期，脾肾亏虚尤为突出，可用补肾定痛汤治疗。方中巴戟天、淫羊藿、生地黄、熟地黄、肉苁蓉、炒杜仲、白术、薏苡仁、山药健脾益肾，扶正固本；桃仁、红花、丹参、赤芍、川牛膝、鸡血藤、海风藤活血通络，散结止痛。同时强调必须节制饮食，避免饮酒，禁食富含嘌呤的食物，还要避免过度劳累和精神刺激等。

33. 中医对于慢性期痛风各证型的治法是什么？

（1）风寒湿痹证：症见关节肿痛，屈伸不利，或见皮下结节。风邪偏盛则关节游走性疼痛，或恶风发热等；寒邪偏盛则关节冷痛剧烈，痛有定处；湿邪偏盛者，肢体关节重着，痛有定处，肌肤麻木不仁。舌苔薄白或白腻，脉弦紧或濡缓。

治法：祛风散寒，除湿通络。

方药：薏苡仁汤加减。羌活 10~15 g，独活 10 g，防风 10~15 g，苍术 10~15 g，当归 10~15 g，桂枝 10~15 g，薏苡仁 20~30 g，制川乌 6~20 g，生姜 6 g，甘草 6 g。水煎服，每日 1 剂。

（2）痰瘀痹阻证：症见关节疼痛反复发作，日久不愈，时轻时重，或呈刺痛、固定不移，关节肿大，甚至强直畸形，屈伸不利，可有皮下结节，触之不痛，或皮色紫黯，或溃破，脉弦或沉涩或沉滑，舌淡胖，苔白腻。

治法：活血化瘀，化痰散结。

方药：桃红饮合二陈汤加减。桃仁 10~15 g，红花 10~15 g，当归 10~15 g，川芎 10~15 g，茯苓 10~15 g，威灵仙 10~15 g，制半夏 10~15 g，陈皮 6 g，甘草 6 g。水煎服，每日 1 剂。

（3）气血不足，肝肾亏虚证：症见关节疼痛，反复发作，日久不愈，时轻时重或游走不定，甚或关节变形，屈伸不利，腰膝酸痛或足跟疼痛，神疲乏力，心悸气短，面色少华，脉沉细弦，无力，舌淡，苔白。

治法：补益气血，调补肝肾，祛风胜湿，活络止痛。

方药：独活寄生汤加减。党参 10~30 g，茯苓 15~20 g，当归 10~15 g，白芍 10~15 g，熟地黄 10~15 g，杜仲 15~30 g，牛膝 15~30 g，肉桂 3~10 g，细辛 3~6 g，独活 10~15 g，桑寄生 15~30 g，防风 10~15 g，秦艽 10~15 g，甘草 6 g。水煎服，每日 1 剂。

34. 对于慢性期痛风如何选用中成药？

（1）无痛风石者：痛风颗粒，每次 10 g 或 20 g，每日 3 次，温开水冲服。

（2）有痛风石者：痛风颗粒，每次 10 g 或 20 g，每日 3 次，温开水冲服。浓缩益肾蠲痹丸（由生地黄、熟地黄、乌梢蛇、蜂房等组成，具有益肾培本、蠲痹消石等作用。规格：每包 4 g）每次 4 g，每日 3 次，餐后温开水送服。益肾蠲痹丸中含虫类药，偶有服用后出现异体蛋白过敏现象，停服或加用抗过敏药后可以缓解。一般均以半年为 1 个疗程。

35. 痛风慢性期或反复发作的用药经验是什么？

痛风慢性期或反复发作者，痛风石沉积、增大，关节畸形僵硬，多表现为痰瘀痹阻。在辨证用药的基础上，宜选用有关虫类药品。如有皮下结节、痛风石者可选用炮穿山甲（可用替代药品）、蜣螂虫；疼痛剧烈者加全蝎、蜈蚣、乌梢蛇。

36. 中医对痛风肾病的认识有哪些?

中医认为痛风肾病的病因与体质及过嗜醇酒厚味、辛辣炙煿之品而导致痰湿、湿热、浊瘀内生有关。湿热蕴结,煎熬成石,即为结石;湿热蕴结于肾,肾不能主一身气化,升降出入之机失序,则为急性肾衰竭;湿热瘀滞,留恋伤肾,肾元虚损劳衰不断加重,湿浊邪毒内生,阻滞气机升降,即成慢性肾衰竭尿毒症"关格"危候。

中医治疗高尿酸血症肾病,重视清利湿热,或兼以化痰湿,或兼以活血化瘀,尤其强调肝、脾、肾同调。痛风发作者,兼以祛风止痛,化气散结;结石形成者,兼以化石通淋;肾功能损害者,更当以保护肾功能为中心,利湿泄浊解毒。著名中医风湿病与肾病专家商宪敏教授论痛风,认为湿邪痰浊是致病的主要病因,气血经脉阻滞是发病的重要病机,湿性黏腻导致本病久治难愈,反复发作,肾元受损是本病转化及加重的内在基础。著名肾病专家张天教授认为,高尿酸血症肾病多本虚、标实并见,治疗当重视标本同治,尤其是扶正固本,常用补益脾肾、化痰软坚治法。

37. 治疗痛风肾病的常用经典方有哪些?

(1)扶脾化浊汤:太子参10 g,牡丹皮10 g,炒白术10 g,茯苓10 g,生地黄10 g,熟地黄10 g,山药10 g,泽泻10 g,当归10 g,海藻10 g,昆布10 g,贝母10 g,车前子30 g,生龙骨30 g,生牡蛎30 g。水煎服,每日1剂。功效:补益脾肾,化痰软坚。

(2)吴氏自拟痛风汤:土茯苓30 g,薏苡仁30 g,萆薢30 g,秦艽15 g,威灵仙20 g,杜仲25 g,川牛膝10 g,山茱萸25 g,黄芪30 g,熟地黄15 g,地龙10 g,丹参15 g。水煎服,每日 1 剂。功效：祛湿泄浊，补肾通络。

（3）泄浊化瘀行气利水汤：土茯苓 30 g，萆薢 20 g，苍术 12 g，丹参 30 g，焦山楂 30 g，大腹皮 15 g，桑白皮 15 g，茯苓皮 15 g，车前子（包煎）30 g，生薏苡仁 30 g。加减：气阴两虚者加太子参 15 g，生黄芪 15 g，女贞子 10 g，墨旱莲 10 g；肝肾阴虚者加生地黄 15 g，山茱萸 10 g，女贞子 10 g，墨旱莲 10 g；脾肾阳虚者加淫羊藿 15 g，肉桂 5 g，白术 10 g。用法：水煎服，每日 1 剂。功效：泄浊化瘀，行气利水。

（4）温肾解毒汤加减方：紫苏 9 g，党参 20 g，白术 12 g，炮附子 9 g，半夏 12 g，黄连 9 g，丹参 12 g，生大黄 9 g，砂仁 6 g，六月雪 12 g，薏苡仁根 15 g。水煎服，每日 1 剂。功效：通腑泄浊，扶正固脱。

38. 治疗痛风肾病的验方有哪些？

（1）新加四妙汤：黄柏 12 g，苍术 12 g，牛膝 15 g，生薏苡仁 30 g。水煎服，每日 1 剂。功效：清热利湿，降尿酸。适用于尿酸盐沉积于肾而引起的肾病。

（2）降尿酸护肾方：土茯苓 30 g，薏苡仁 30 g，泽泻 15 g，萆薢 15 g，赤芍 15 g，蒲公英 20 g，虎杖 20 g，黄柏 12 g，山慈菇 12 g。水煎服，每日 1 剂。功效：泄浊化瘀，降血尿酸。

（3）痛风降酸溶石汤：忍冬藤 100 g，金银花 30 g，石膏 30 g，水牛角 30 g，生薏苡仁 30 g，车前子 30 g，土茯苓 60 g，赤芍 60 g，黄柏 20 g，萆薢 20 g，川牛膝 20 g，鸡内金 20 g，鹅不食草 20 g，鱼脑石 20 g，地龙 15 g，秦艽 15 g，酒大黄 10 g，黄芪 50 g，金钱草 150 g。水煎 4 次，兑在一起，总量约 1500 mL，分 3

次服。药渣加芒硝100 g，食醋250 mL，水煎至2000 mL，用药水泡手泡足，温度45℃，时间约30分钟，每日1~2次。1个月为1个疗程。适用于痛风肾病合并肾结石、痛风性关节炎者。

（4）中药灌肠处方：大黄15~30 g，蒲公英15~30 g，生地榆15~30 g，煅牡蛎30 g。水煎，浓缩至100 mL。保留灌肠，每日1次。

39. 急性痛风性关节炎的外敷药物是什么？

对于痛风性关节炎急性期的关节肿痛，笔者所在的河南省中医院常用院内制剂"栀黄止痛散"外敷。栀黄止痛散方中的栀子、大黄清热利湿、凉血解毒、逐瘀通经；姜黄、黄柏、木香活血行气、散瘀止痛；天花粉、赤小豆、白芷清热消肿、解毒排脓；冰片、麝香消肿止痛、活血通窍。诸药合用，共奏活血通经、消肿止痛之功。

用法：根据患处大小，取适量药粉用蜂蜜调匀贴敷于患处，急性期可每日更换。

40. 治疗痛风的外敷、外洗方有哪些？

（1）芙黄膏。

组成：芙蓉叶、生大黄、赤小豆各等份。

制法：上药共研极细末，按4：6之比例，加入凡士林，和调为膏。

用法：外敷患处，每日1次。

（2）慈附膏。

组成：山慈菇、赤芍各200 g，生大黄150 g，香附100 g。

制法：上药共研极细粉末，过 60 目筛。将饴糖 600 g 与蒸馏水 400 mL 混匀，取凡士林 1000 g，加热至 70℃，共搅拌溶化，待温度降至 40℃左右时，加入药粉。冷却后装瓶密封备用。

用法：将药膏均匀地涂在患处，纱布棉垫敷盖，胶布固定，3 日换药 1 次。3 次为 1 个疗程。

（3）虎杖膏。

组成：虎杖 100 g，樟脑 16 g，凡士林 280 g。

制法：先将虎杖打粉过 80 目筛，樟脑用适量 50% 酒精溶化后倒入虎杖粉中。凡士林加热熔化成液状，把虎杖粉倒入，不断搅拌均匀后装罐，加盖放置冷却成膏状即成。

用法：用时依据患病关节的大小形态，裁剪合适的敷料，将药膏涂在敷料上，2~3 mm 厚，敷在患处，纱布绷带包扎，隔日换药 1 次，直至痊愈。

（4）痛风膏。

组成：黄柏 90 g，生大黄、姜黄、白芷、天花粉、厚朴、陈皮各 60 g，甘草、生半夏、生南星各 30 g，冰片 20 g。

制法：上药共研细末，熬成膏状。

用法：视患处大小，将膏药平摊于布上，贴于痛处，并用绷带固定，隔日换药 1 次。

（5）白药膏。

组成：煅石膏粉 1000 g，冰片 6 g，花生油 500 g，凡士林适量。

制法：按比例调成膏状。

用法：每次取 20 g 药膏平摊于 6 cm×8 cm 敷料上，敷贴于病变关节的内背侧，绷带或胶布固定，每日换药 1 次，连敷 5 日。

（6）痛风灵。

组成：独活、苍术、黄柏、牡丹皮、泽泻各 15 g，白芷、郁金、当归、大黄、牛膝各 10 g，板蓝根 30 g。

制法：诸药加工成浸膏。

用法：用 5 cm×10 cm 无菌纱布三层浸渍湿敷，每帖约含生药 10 g，外贴于受累关节局部，每日换药 1 次。7 日为 1 个疗程。

（7）慈军散。

组成：山慈菇、生大黄、水蛭各 200 g，玄明粉 300 g，甘遂 100 g。

制法：上药共研细末，过 100 目筛，消毒、混匀，装瓶备用。

用法：用时每次取药末 3~5 g，以薄荷油调匀外敷患部关节，隔日换药 1 次。10 日为 1 个疗程，一般治疗 1~2 个疗程。

（8）豨莶草止痛散。

组成：豨莶草、鸡血藤、桂枝、三棱、大黄、骨碎补、生马钱子、乳香、没药、冰片，按 3：2：1：2：2：1：0.1：1：1：0.1 的比例组方。

制法：上药共研细末，储瓶备用。

用法：取药末适量，用酒调和成糊状加热 10 分钟，待冷却后将药涂于敷料上，药厚 5 mm，大小超出肿胀关节边缘 2 cm，用胶布固定，每日换药 1 次。7 日为 1 个疗程。

（9）清消止痛散。

组成：大黄、苍术、黄柏、牛膝、忍冬藤按 5：4：3：5：5 的比例组方。

制法：上药共研细末，储瓶备用。

用法：治疗时取药末 30 g，加入陈醋将其调为糊状，平摊于 5 cm×10 cm 的绵纸上，再用同样大小的绵纸覆盖在上面，敷于患处，并用绷带固定，然后用大于药面的保鲜膜包裹，胶布固定。每日换药 1 次，连续治疗 3 日。

（10）六神丸。

组成：六神丸 6~10 粒。

制法：将六神丸碾成粉末，倒入少量食醋调和即可。

用法：外涂于红、肿、热、痛关节处，适用于痛风急性发作期，多以邪气盛，关节红、肿、热、痛为特征，辨证为湿热痹阻或痰热阻滞。六神丸具有清热解毒的功能，食醋具有促进皮肤黏膜吸收药物的作用，两者合用外敷，可缓解关节疼痛，消除红肿，恢复肢体功能，提高生活质量。

（11）马钱子汤。

组成：马钱子、生半夏、艾叶各 20 g，红花 15 g，王不留行 40 g，大黄、海桐皮各 30 g，葱须 3 根。

用法：上药加水煎汤 2000 mL，置于桶内，以热气熏蒸患部，待药液变温后，浸洗患处。每日 2 次，7 日为 1 个疗程。

（12）樟木屑。

组成：樟木屑 2000 g。

制法：樟木屑入锅内，加水 2000 mL，大火煮沸后改小火再煮 40 分钟，待温时浸洗。

用法：每次浸洗 40~60 分钟，每日 1~2 次，5 日为 1 个疗程。主治痛风性关节炎引起手足冷痛如虎咬者。

（13）虎杖樟脑酒。

组成：虎杖 300 g，樟脑 10 g，白酒 500 mL。

制法：上药用白酒浸泡 1 周左右即可。

用法：把纱布用药酒浸湿后，贴敷于疼痛处包扎，一般 6 小时左右就能起到镇痛的效果。对痛风剧痛，半夜或者凌晨时突然发作，脚踝、膝盖、手腕等关节处出现红肿、灼热如辣般疼痛均有效。

（14）双乌酒。

组成：生草乌、生川乌、全当归、白芷、肉桂各 30 g，红花 20 g，60 度白酒 1000 mL。

制法：将诸药浸泡于酒中 48 小时后，再加入风油精 20 mL，混合后即成。

用法：每次取适量外搽患处关节，10 日为 1 个疗程。用于痛风性关节炎引起的关节痛。

41. 针灸如何治疗痛风？

（1）用于急性发作期痛风和预防痛风发作。

一般情况下，痛风属风寒湿痹者宜针灸并用，风湿热痹者则不宜灸，久痹阳虚者以灸为宜。常用穴位：肩痛取肩髃、肩髎、肩贞及压痛点；腕痛取阳池、外关、合谷；肘痛取合谷、手三里、曲池、尺泽；膝痛取膝眼、阳陵泉；踝痛取中封、昆仑、解溪、丘墟等。针刺疗法可用于肿胀关节以外的部位，因此这种治疗方法比直接治疗如按摩更易于忍受，特别是在痛风发病的初期。辨证治疗疗效更为显著。

下焦湿热证：针刺阳陵泉、膝阳关、梁丘、照海、昆仑、丘墟、申脉等穴。针用强刺激，泻法，或刺血法，不宜用灸，每日或隔日 1 次，5~7 日为 1 个疗程。

瘀血阻络证：针刺曲池、合谷、尺泽、外关、阳池、阴陵泉、犊鼻、丰隆、血海等穴。针用泻法或平补平泻法。每日或隔日 1 次，5~7 日为 1 个疗程。

痰热挟风证：针刺阳溪、腕骨、外关、阳陵泉、梁丘、申脉等穴。针用泻法或平补平泻法，每日 1 次，7 日为 1 个疗程。

气血两虚证：针刺脾俞、肾俞、足三里、大椎等穴。针用补法或平补平泻法，留针 15~20 分钟，并可加用灸法。每日 1 次，7~10 日为 1 个疗程。

脾肾阳虚证：选取命门、肾俞、脾俞、三阴交、关元、气海、太溪、足三里穴位。诸穴均用针刺补法，或用艾灸，或用温针灸法。每日 1 次，7~10 日为 1 个疗程。

肝肾阴虚证：选取期门、章门、天枢、血海、太溪、照海、心俞、肝俞、肾俞、足三里、悬钟、三阴交穴位。心俞、肝俞、肾俞、足三里用补法，其他穴位用平补平泻法。每日 1 次，7~10 日为 1 个疗程。

（2）用于间歇期痛风。

可采用针刺疗法进行调补，以预防痛风发作。由于尿酸在体内的异常增高与肾排泄功能下降有关，笔者认为，痛风间歇期的患者应该补益肾气，以增强泄浊化瘀作用。临床可选太溪、复溜、神门、曲池、合谷、足三里、关元、气海、水道等穴，用毫针补法，每周两次，10 次为 1 个疗程。也可以长期采用针刺疗法进行调补，改善体质。针刺取穴：足三里、曲池、大椎、肾俞、膀胱俞、阴陵泉及患处阿是穴。

艾灸治疗主要以痛点为主，同时配合中脘、神阙、关元和足三里、肾俞、腰阳关等穴。艾灸疼痛部位 30 分钟，以患者能耐受为度，7 日为 1 个疗程。艾灸的主要功能是驱、补、通、调，即驱寒邪，补正气，通经络，调阴阳。艾灸以镇痛、补肾为原则，以激发人体自身的代谢和排泄能力为目的，通过舒经活络、补肾温阳，恢复身体机能，促进尿酸排泄。

42. 如何应用指压法缓解痛风疼痛?

用于缓解痛风疼痛的穴位,大多数都位于受累的足部附近:足太阴脾经太白穴,位于足内侧缘,第一跖骨小头后方凹陷处;足阳明胃经冲阳穴,位于足背最高处;足厥阴肝经行间穴,在足背侧,当第一、二趾间,趾蹼缘的后方赤白肉际处。每个穴位按压 60 秒。如疼痛仍持续,还可以按压踇趾甲两个后角的穴位。

43. 如何运用耳针疗法治疗痛风?

取相应区压痛点,交感、神门、内分泌、肾、脾等穴,每日或隔日针刺 1 次,或以王不留行子贴压,7 次为 1 个疗程。

44. 如何运用穴位注射法治疗痛风?

采用当归注射液或野木瓜注射液等,于足三里、环跳、肩髃、曲池等穴注射 1~2 mL,隔日 1 次,7~10 次为 1 个疗程。瘀血阻络或气血两虚证宜用。

45. 如何运用刺血疗法治疗痛风?

治疗原则是清热利湿化浊,通经活络。治疗方法:首选受累关节刺血。局部皮肤常规消毒后,以采血针将患部鲜红或暗红的瘀络刺破,瘀血顺势而出,其颜色由暗红转为鲜红后即可加压止血。所选瘀络不必拘泥于一条,可以同时选择多条。如果患部没有明确瘀络显现,则在受累关节基底部周围寻找瘀络并刺血(刺血的注意事项是预防感染）。刺血后选用针刺疗法，具体用穴为百会、神庭、曲池、合谷、神门、足三里、太冲、丰隆、内庭、阴陵泉及阿是穴。毫针泻法，以期清热利湿、通经止痛。每日1次，5次为1个疗程。通常2~3次即可直折病势，安神定痛。

46. 虎杖治疗痛风有何作用？

虎杖性微苦，微寒，归肝、胆、肺经，有清热解毒、利胆退黄、祛风利湿、散瘀定痛之功效，用于治疗关节痹痛，湿热黄疸，跌扑损伤，痈肿疮毒。《本草拾遗》谓其"主风在骨节间及血瘀"，《滇南本草》谓其"攻诸肿毒……利小便、走经络"，故可用于治疗痛风。国医大师朱良春认为，虎杖既能调整胃肠，通过二便排出潴留于关节间的代谢废物，又有清热活血、通络止痛之功。

47. 急性发作期痛风可以用物理疗法吗？

痛风急性发作期主要表现为蹈趾、足背部及踝关节夜间突然剧痛，皮肤色红、发热，局部肿胀。此时，揉搓、热敷会加重症状，不宜采用。局部也不宜贴敷伤湿止痛膏、麝香追风膏，或者涂擦风湿油、正骨水之类的药物。急性期最简易安全的处理方法就是卧床休息，尽量减少搬动，抬高患肢，同时配合药物治疗。

48. 痛风性关节炎慢性期可以推拿、按摩吗？

推拿、按摩的作用有：可提高患者的新陈代谢水平，降低血尿酸；直接作用于皮肤、肌肉，能改善肌肉的营养代谢，增加肌肉对多余尿酸的吸收、利用和排泄；可提高迷走神经的兴奋性，调节肾上腺素的分泌；有较好的活血止痛、缓解和治疗血管及神经并发症的作用；可以提高人体免疫功能，达到扶正祛邪的作用。

总之，推拿、按摩对痛风慢性期有较好的防治作用，是痛风的辅助疗法。

49. 中医对痛风转归的认识有哪些？

（1）痛风病程的寒热转化——由热转寒，由急性期转为慢性期：早期正气未衰，阳气尚旺，急性发作多表现为关节肿痛、身热、口渴的风湿热痹或湿热痹证。反复发作，久病不愈，阳气不足，关节肿痛，不红不热，或冷痛，恶寒明显，身热较轻，或无热象，发作频繁，关节肿痛逐渐致畸形、僵硬，虽经治疗，关节痛楚不能完全解除，以致病情由风湿热痹或湿热痹证渐转成风寒湿痹或寒湿痹证，由急性期转入慢性期。

（2）痛风病机的虚实转化——由表入里，由实转虚：早期多为风、寒、湿、热之邪侵犯经脉，气血运行不畅而导致风寒湿热痹证。反复不愈，则为血脉瘀阻之证，津液、痰浊凝聚，以致关节、筋骨肿大变形，刺痛不移，此时则病入筋骨，转成痰瘀痹阻之证。久病不愈，气血不足，正气渐虚，神疲乏力，心悸气短，腰膝酸软，面色少华，此时心肾亏虚，病入脏腑，转成气血不足、肝肾亏虚之证。病情深重则可并发脏腑的其他病证。可见久病缠绵，则病变由表入里，由浅入深，由实转虚。

第二篇

西医对痛风的认识

50. 希波克拉底对痛风的认识有哪些?

希波克拉底在其著作《希波克拉底文集》中,详细描述了关节病变的十八种典型表现,而其中五种表现与痛风有关。希波克拉底认为过度享受酒、肉会导致痛风的发生,此外,季节也是一个因素。因此,他提出饮食控制为治疗方法之一,并认为大麦水有助于痛风的控制。

51. 希波克拉底时期的科学家认为痛风与哪些因素有关? 有何治疗方案?

在希波克拉底的年代,医学家认为疾病与四种体液有关,这四种体液为血液、黏液、黄胆汁、黑胆汁。四种体液之间若平衡失调,将导致液体堵塞堆积于关节,引起关节肿痛、发炎。故当时的学者按照体液堆积的理论,制定出通便、催吐、利尿、放血等方法来治疗疾病。

52. 历史上科学家们是如何把痛风和尿酸联系在一起的?

1679 年,荷兰科学家首次在自制的显微镜下观察到痛风石中有一种奇特的晶体,但依靠当时的知识与技术都无法做进一步的分析。在约 100 年后,瑞典一位化学家在肾结石中辨识出尿酸。1797 年,英国一位化学家在自己耳朵上的痛风石中观察到尿酸。尿酸晶体与痛风具有关联性的划时代突破研究工作是由一位英国医生完成的,1848 年他在论文中首度发表了一种叫作"thread test"的化学方法，用来半定量检测血中和尿中的尿酸，发现痛风患者血液中尿酸浓度异常增高，并推论尿酸是形成痛风的原因，这才把尿酸和痛风联系在一起。40年后又有一位科学家通过一系列实验证实了英国医生的推论。这位科学家发现向关节腔内注射尿酸微晶体可以促成急性痛风性关节炎的产生，且持续在皮下注射尿酸微晶体会形成痛风石。现代学者使用偏振光显微镜来观察痛风患者的关节液，发现晶体是由单钠尿酸盐所组成的，这呼应了前人的研究。

53. 嘌呤是什么？它与尿酸有何关系？

嘌呤是一种重要的碱基，有许多重要的生理功能：首先，它是核酸合成的原料之一。核酸是脱氧核糖核酸（DNA）和核糖核酸（RNA）的总称，是由许多核苷酸单体聚合成的生物大分子化合物，为生命的最基本物质之一，广泛存在于所有动植物细胞中和微生物体内。其次，嘌呤参与构成人体内重要的能源物质，在生理活动中发挥重要作用。另外，嘌呤还是重要的信使分子，并参与组成某些辅酶等。总之，嘌呤是人体不可或缺的重要物质。

嘌呤在人体内一般以嘌呤核苷酸的形式存在。人体内的嘌呤核苷酸有两个来源，一是细胞通过多种途径自行合成，二是通过食物摄入（图6）。

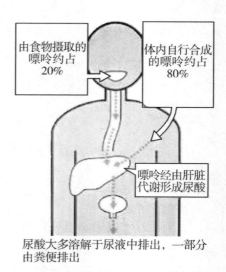

由食物摄取的嘌呤约占20%

体内自行合成的嘌呤约占80%

嘌呤经由肝脏代谢形成尿酸

尿酸大多溶解于尿液中排出，一部分由粪便排出

图6 尿酸的来源和去路

嘌呤核苷酸分解代谢的最终产物就是尿酸。首先，细胞中的嘌呤核苷酸在核苷酸酶的作用下水解成核苷，核苷经过核苷磷酸化酶的作用分解成自由碱基和 1- 磷酸核糖。自由碱基中的嘌呤既可以参加核苷酸的补救合成，又可以进一步分解代谢形成尿酸。

54. 什么是尿酸？测定尿酸值有何意义？

尿酸是嘌呤分解代谢的最终产物，多余的尿酸主要由肾随尿液排出体外。尿酸是一种白色结晶性物质，较难溶于水、难溶于酸，也难溶于醚和乙醇。尿酸在人体内以尿酸盐（尿酸钠）的形式存在，因而溶解度较高。

健康成人体内尿酸含量约为1.1 g，其中约15%存在于血液中，血液中的尿酸经肾小球过滤后，98%~100%在近端肾小管重吸收。尿酸是血浆中非蛋白氮的重要成分之一，在正常生理情况下含量相对稳定，但当肾小球滤过功能受损时，尿酸即潴留于血中。故血尿酸测定不但对诊断痛风有帮助，而且是诊断肾功能严重受损的敏感指标。

55. 尿酸钠晶体是如何形成的？它有何特性？

尿酸钠晶体由尿酸钠分子聚集而成。在偏振光显微镜下尿酸钠晶体为蓝黄色双折光针状晶体，除中枢神经系统外，可在全身各部位沉积。其在关节及其周围组织中的沉积是痛风发作的始动因素，不但引发自然免疫反应，而且可对局部组织造成直接损伤，加重局部炎症。

56. 尿酸钠晶体形成的影响因素是什么？

尿酸钠晶体是痛风性关节炎的致病因子，其形成受血尿酸水平、温度、pH 值及局部生物大分子的影响。

（1）血尿酸水平：尿酸在血中以尿酸钠的形式运输，生理情况下（pH 值 7.4，温度 37℃）其溶解度为 380 μmol/L（6.4 mg/dL，1 mg/dL=59.4 μmol/L），饱和度为 420 μmol/L。如果血尿酸水平长期持续超过这个饱和点，就容易在关节及其周围组织中形成尿酸钠晶体。血尿酸水平越高，尿酸钠晶体形成的可能性越大，急性痛风性关节炎的发生率越高。有关资料显示，当血尿酸 ≥ 360 μmol/L 时，发生痛风的危险明显升高，血尿酸 > 480 μmol/L 时，痛风累计发病率迅速上升。血尿酸 < 300 μmol/L 时，痛风复发率不到 10%，血尿酸 > 420 μmol/L 时复发率 > 40%，而血尿酸 > 540 μmol/L 时复发率将近 80%。

（2）温度：尿酸钠的溶解度与温度有关。37 ℃时尿酸钠的溶解度为 380 μmol/L，30 ℃时溶解度为 268 μmol/L。人类虽然为恒温动物，但人体各个部位的体温并不完全相同。总的来说人体中心区的温度较四肢及体表的温度高。尿酸盐晶体容易沉积在足趾、耳缘等温度明显低于中心体温的部位。痛风患者典型的足部关节炎常在夜间发作，可能与这些部位夜间温度低有关。此外，痛风有明显的季节性，表现为多发在春夏和秋冬季节交替之时。可能与气温、气压及湿度的变化有关，其中气温变化为主要因素。

（3）pH 值：生理情况下，人体血液和组织液中的 pH 值为 7.35~7.45，在此 pH 值范围内，尿酸钠溶解度约 380 μmol/L，超过该溶解度，尿酸钠将以针样晶体析出，导致痛风发作。

临床资料显示，血液和（或）组织液中的 pH 值降低是痛风发作的常见诱因。例如剧烈运动后关节肌肉部位的乳酸浓度升高，局部组织液中的 pH 值降低，可导致痛风发作。代谢性酸中毒患者血液和组织液中的 pH 值均明显降低，痛风的发生率明显升高。因此剧烈运动和代谢性酸中毒均为痛风的诱因，维持血液和组织液中的 pH 值在正常范围是预防和治疗痛风的重要措施。

尿酸在尿液中的溶解度也与尿液 pH 值密切相关。如图 7 所示，当尿液 pH 值从 5.0 升至 6.0 时，尿酸在尿液中的溶解度增加 2 倍，从 5.0 升至 7.0 时，尿酸在尿液中的溶解度增加十几倍。大量临床资料显示，尿液的 pH 值越低，肾尿酸结石的发生率越高，肾钙盐结石的发生率越低。当尿液 pH 值维持在 6.2~6.9 时，无论是尿酸结石还是钙盐结石发生率最低。因此碱化尿液，将尿液 pH 值调整到 6.2~6.9，已成为痛风患者常规治疗措施。

（4）生物大分子：软骨和滑囊液中含有多种蛋白聚糖，这些大分子不但占有较大空间，且带有大量负电荷，使尿酸盐溶解度

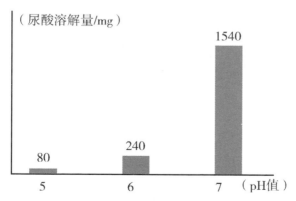

图 7　不同 pH 值的 100 mL 尿液中尿酸溶解量

提高 3 倍。若蛋白聚糖分子结构异常或浓度降低，则尿酸钠溶解度降低，导致尿酸钠晶体形成，痛风发作；饱和状态的尿酸钠可与血浆特异性球蛋白结合，仍具有一定的稳定性。若血尿酸钠浓度过高或血浆特异性球蛋白含量降低，则尿酸钠易于形成结晶，在组织中沉积。

57. 尿酸的生理功能是什么？

过去认为尿酸是嘌呤分解代谢的废物，没有什么生理功能，但近来有研究显示尿酸具有以下功能：清除氧自由基，增强红细胞膜脂质抗氧化能力，防止细胞溶解凋亡；正常人体内尿酸的生成和排泄速度较为恒定，体液中尿酸含量的变化可以充分反映人体代谢、免疫功能状况；尿酸还可以保护肝、肺、血管内皮细胞，防止细胞过氧化，延长生存期，延缓自由基所引起的器官退行性病变；尿酸还可以延迟 T 细胞、B 细胞和巨噬细胞的凋亡，维持机体的免疫防御能力等。但亦有刺激平滑肌增生的作用。

58. 什么是高尿酸血症？

高尿酸血症是一种由尿酸合成增加和（或）排泄减少引起的全身性疾病（图 8）。正常嘌呤饮食情况下，非同日两次空腹血尿酸水平超过以下标准即为高尿酸血症：血清尿酸男性和绝经后女性 $\geq 420 \ \mu mol/L$（$7.0 \ mg/dL$），绝经前女性 $\geq 360 \ \mu mol/L$（$6.0 \ mg/dL$）。日本痛风·核酸代谢学会 2012 年制定的"高尿酸血症·痛风治疗指南（第 2 版）"也指出，无论性别和年龄，血清尿酸值超过 $420 \ \mu mol/L$（$7.0 \ mg/dL$）即称为高尿酸血症。高尿酸血症已成为肾病、高血压和心血管疾病的独立危险因素，并与年龄、性别、种族、地区和生活方式等密切相关。

血尿酸正常参考值：儿童期血尿酸的平均值为 214 μmol/L （3.6 mg/dL），在青春期后男性开始增高，而女性尿酸增高主要发生在围绝经期（更年期）。成年男性血尿酸正常值为 210～420 μmol/L（3.5~7.0 mg/dL）；女性为 149～360 μmol/L（2.5～6.0 mg/dL），绝经后接近男性。

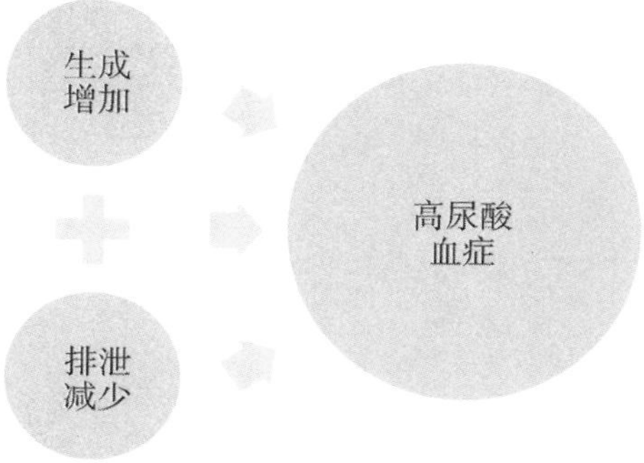

高尿酸血症也可称得上是吃出来的富贵病，其患病率随着人民生活水平的提高而呈现日益上升的趋势。高尿酸血症全国发病率为 13.3%，青岛高达 17%；全国约有 1.7 亿患者，超过了糖尿病的 1.14 亿患者。

图 8　高尿酸血症的成因

59. 高尿酸血症分为哪几类？

血液中尿酸的浓度取决于尿酸生成和排泄之间的平衡，嘌呤合成代谢增强，尿酸产生过多和（或）尿酸排泄减少均可引发高尿酸血症。

根据血尿酸水平和尿中尿酸排泄情况，高尿酸血症分为以下几类，具体如下：

（1）尿酸生成过多型：尿酸排泄 > 0.51 mg/（kg·h），尿酸清除率 ≥ 6.2 mL/min。

（2）尿酸排泄低下型：尿酸排泄＜ 0.48 mg/（kg·h），尿酸清除率＜ 6.2 mL/min。

（3）混合型：尿酸排泄＞0.51 mg/（kg·h），尿酸清除率＜6.2 mL/min。

尿酸排泄正常值范围：0.48~0.51 mg/（kg·h）。

60. 血尿酸增高主要见于哪些情况？

血尿酸增高主要见于痛风，但部分痛风患者在痛风发作时血尿酸测定正常。血尿酸增高而无痛风发作者为高尿酸血症。在细胞增殖周期快、核酸分解代谢增加时，如白血病及某些恶性肿瘤、多发性骨髓瘤、真性红细胞增多症等，血清尿酸值常见增高。肿瘤化疗后血尿酸增高更明显。核酸代谢增高、肾功能减退、三氯甲烷（氯仿）中毒、四氯化碳中毒及铅中毒、子痫、妊娠反应及食用富含核酸食物等情况下，也可出现血中尿酸含量增高。

61. 检测尿酸值时应该注意什么？

尿酸测定包括血尿酸测定和尿尿酸测定。

检测血尿酸时注意以下几点：应在清晨空腹抽血，即空腹 8 小时以上（晚上 12 时后禁食，但可饮水）。进餐（尤其是高嘌呤饮食）可使血尿酸偏高。在抽血前一周，停服影响尿酸排泄的药物。抽血前避免剧烈运动，因剧烈运动可使血尿酸增高。

尿中尿酸水平在痛风所致的肾损害中有重要作用。通过尿液检查可了解尿酸排泄情况，有利于指导合理用药并为临床诊断提供有价值的线索。

62. 高尿酸血症有何意义?

高尿酸是痛风的重要生化指标之一。长期高尿酸血症可引起痛风,但少数人亦可多年有高尿酸血症而无痛风症状。只有部分的高尿酸血症患者发展为临床痛风。血尿酸水平越高,发生痛风的概率越大。但仍有高达30%的痛风病例在痛风急性期血尿酸正常,而在间歇期血尿酸反而升高。因此,不能将高尿酸血症与痛风等同起来。未经治疗的痛风患者血尿酸水平大多数升高,且继发性痛风较原发性痛风升高更为明显。原发性痛风血尿酸波动的原因可能是急性期时尿酸盐结晶大量沉积在关节腔内,而血液中可溶性尿酸浓度一时性相对下降所致,也可能是由于急性期肾上腺皮质激素分泌过多促进了尿酸排泄及饮水利尿和药物等因素的影响。因此,对于可疑痛风患者,发作期1~2次血尿酸检测不高,也不能排除痛风诊断,需要反复多次查血尿酸,尤其在间歇期复查,对痛风的诊断有重要价值。

如果将高尿酸血症仅仅理解为痛风性关节炎的前身,累积到一定程度且又有诱发因素才会引起关节炎,只要肿痛治疗好了,就不用再管了,发作时吃点止痛片就行,这是片面且不正确的。因为高尿酸血症不仅仅是对关节有破坏,它常伴发高血压、高血脂、糖尿病和肥胖等多种疾病,统称"代谢综合征"。如果血尿酸水平长期过高,尿酸盐结晶就会沉积在人体组织中,导致机体的损伤。沉积在关节腔,导致痛风性关节炎,最终引起关节变形,这是人们容易感受到且能主动治疗的常见症状。还有些容易被忽视且危害严重的症状,如沉积在泌尿系统,引起痛风肾病和尿路结石,最终引起尿毒症;沉积在胰腺,诱发或加重糖尿病;沉积在血管壁,加重动脉粥样硬化,加重高血压和冠心病等心血管疾病(图9)。

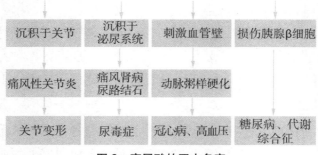

图9 高尿酸的四大危害

63. 判断尿酸生成过多和排泄不良的主要方法有几种?

（1）24小时尿尿酸定量测定：尿中尿酸排泄量 < 800 mg/d（4.8 mmol，普通饮食）或 < 600 mg/d（3.6 mmol，低嘌呤饮食）属排泄不良型。尿中尿酸排泄量 > 800 mg/d 或 > 600 mg/d 属生成过多型。尿酸生成过多仅占高尿酸血症病因的10%，因而，大部分（约占90%）高尿酸血症的病因是尿酸排泄减少所致，也有一部分为混合型。因此，高嘌呤饮食常常是痛风性关节炎急性发作的诱因而不是原发病因。

（2）尿酸清除率测定：尿尿酸测定方法是准确收集60分钟尿液，留尿期间采血测血尿酸，计算每分钟尿酸排泄量与血尿酸值之比。正常范围在6.6~12.6 mL/min。尿酸排泄不良型 < 6.6 mL/min，尿酸生成过多型 > 12.6 mL/min。

（3）尿酸清除率与肌酐清除率比值测定： > 10% 为生成过多型，< 5% 为排泄不良型，5%~10% 为混合型。此法可排除肾功能对尿酸排泄的影响。

（4）随意尿的尿酸与肌酐比值：随意尿的尿酸与肌酐比值跟24小时尿的尿酸清除率与肌酐清除率比值呈显著正相关，故在门诊可采用简便的一次尿来检测。若 > 1.0 属生成过多型， < 0.5 可

判断为排泄不良型。

64. 24 小时尿中尿酸含量测定有何临床价值？

24 小时尿中尿酸含量测定有较高的临床价值，主要意义有以下几点：·①肾功能正常的痛风患者，尿中尿酸排泄增高时对痛风的诊断有一定的帮助。②对选择治疗方案有帮助。例如痛风患者尿酸排泄量无明显增高时，可选择促进尿酸排泄的药物。已有尿酸排泄显著增高的患者，则可选用抑制尿酸生成的药物。③尿酸排泄量显著升高，如 24 小时尿中尿酸含量大于 900 mg 时，尿酸就容易在肾内沉积，所以尿中尿酸排泄量可以作为判断是否容易出现肾损害的指标之一。但尿中尿酸排泄量正常并不等于肾不容易受到损害，还须结合血尿酸和肾功能来综合判断。影响 24 小时尿中尿酸含量测定的因素较多，包括药物、饮食、肾功能、某些疾病等，尤其是常规饮食条件下的测定值可有较大的波动。

24小时尿液收集法：从早上8时（或7时）起到第二天早上8时（或7时）止，总共24小时，尿液要完全收集，否则会影响尿液总量计算的准确性。留尿容器应放防腐剂。留尿前几天起，即应停用影响尿酸排泄的药物，避免高嘌呤饮食。留尿前一天及留尿当天，应避免剧烈活动、大量出汗等。收集期间不要喝咖啡、茶及可可饮料，也不要摄入维生素C及小苏打（碳酸氢钠）。

65. 汗液、唾液及关节液中的尿酸值测定有何意义？

实验发现，人体剧烈运动后，汗液中的尿酸浓度为血液中的6.3%，从而说明汗液中的尿酸含量是很微量的，用其估计正常生理状态下每天尿酸的排泄量是没有意义的；也说明当肾受到损害时汗液无助于排泄尿酸。并且大量出汗会减少尿量而使尿尿酸浓度升高，故建议运动后多饮水。

与血液标本相比，唾液是一种更容易获取、经济、无创的检测标本。大量研究表明，无论是健康人群还是慢性肾病患者，唾液尿酸水平与血清尿酸水平均具有良好的相关性，尤其晚期慢性肾病患者唾液尿酸水平明显增高。唾液尿酸除了用来检测慢性肾病患者的病情外，还可用来判断肾透析患者的透析充分性。

痛风性关节炎发作时，抽取关节液进行尿酸含量测定，对痛风性关节炎的诊断及疗效观察都有较好的指导作用。痛风发作时，关节液中尿酸值升高，治疗后明显下降。

66. 低尿酸血症又是怎么回事？

高尿酸血症固然影响健康，但尿酸也并非越低越好。如果血尿酸低到 180 μmol/L 以下，对于人体的正常代谢也并无益处。

血尿酸浓度低于 120 μmol/L 时称为低尿酸血症。尿酸是人体正常代谢非常重要的物质。研究显示，长期持续低尿酸血症会影响神经系统的发育，有可能会影响智力发展，甚至和痴呆存在一定关系。低尿酸血症是由机体代谢紊乱、尿酸生成不足或肾小管对尿酸的转运异常、尿中尿酸排出异常增加所致。

痛风或高尿酸血症患者经降尿酸治疗后血尿酸会降低。恶性贫血、范科尼综合征、钠潴留、妊娠、抗利尿激素分泌亢进时可引起血容量增加，则尿酸重吸收减少，血尿酸浓度降低。低尿酸血症可分为由于代谢紊乱、尿酸生成不足所致的生成低下型和肾小管对尿酸的转运异常、尿酸排出异常增多而导致的排泄亢进型两种；每一型又可根据病因进一步分为原发性和继发性两大类。可总结为下表：

表 1　低尿酸血症的分型

分型	原发性、继发性	原因
尿酸生成低下型	原发性	先天酶异常：如黄嘌呤尿症、嘌呤核苷磷酸化酶缺乏症等
	继发性	重度肝功能异常、药物（别嘌醇等）
尿酸排泄亢进型（肾性低尿酸血症）	原发性	①分泌前重吸收障碍型；②分泌后重吸收障碍型；③全肾单位重吸收障碍型；④分泌亢进型
	继发性	①范科尼综合征；②肝豆状核变性；③抗利尿激素分泌失常综合征（SIADH）；④糖尿病；⑤恶性肿瘤；⑥药物（丙磺舒、苯溴马隆、大剂量水杨酸、造影剂等）；⑦中心静脉营养（氨基酸）

67. 痛风和高尿酸血症的遗传易感基因有哪些？

参照痛风的发病机制，推测造成痛风遗传易感性的基因至少包括两类。其一为参与尿酸代谢和排泄的基因，这些基因共同作用的结果将导致肝尿酸的合成增加和（或）肾尿酸的排泄减少，引起高尿酸血症，而高尿酸血症是痛风发病的重要生化基础。其二为与炎症有关的基因，这些基因的共同作用使巨噬细胞、中性粒细胞等参与天然免疫反应的细胞系统对尿酸盐晶体的反应性增强，最终导致急性痛风性关节炎的发生。

（1）与尿酸合成和代谢有关的易感基因：

1）与尿酸合成有关的易感基因：*HGPRT*，*APRT*，*PRPP*，*PRS*，*G6PC*，*SLC37A4*。

2）与尿酸排泄有关的易感基因：①与肾小管尿酸分泌相关的易感基因：*ABCG2*，*SLC17A1*，*UMOD*，*SLC22A6*，*ABCC4*。②与肾小管尿酸重吸收相关的易感基因：*SLC22A12*，*SLC2A9*，*SLC22A11*，*SLC12A9*，*SLC22A13*。

（2）与炎症有关的痛风易感基因：*IL-8*，*IL-12B*，*TGF-α*，*TGF-β*，*MCP-1*，*NLRP1*，*NLRP3NLP*，*AIM2*，*IPAF*。

68. 痛风的发病因素有哪些？

痛风发病的因素包括内部因素和外部因素。

肥胖、酗酒、胰岛素抵抗、高血糖、脂代谢紊乱、高血压、动脉粥样硬化及某些药物、高嘌呤食物等是常见的痛风内部因素，这些因素通过影响尿酸的合成和排泄诱发高尿酸血症，导致痛风。

影响痛风的外部因素包括海拔、温度、湿度、大气污染、土壤和水源污染及特殊的职业如重金属行业等，它们通过不同的机制影响痛风的发作。由于该方面的研究较少，对于其影响痛风的机制，目前尚处于推测或假设阶段，有待于深入研究。例如高海拔地区，空气中氧含量低，血液中红细胞数多，乳酸浓度高，除影响肾尿酸排泄外，是否还存在其他诱发痛风的特殊机制？土壤和水源污染对人体各系统和脏器均有影响，这些影响是否与近年来我国高尿酸血症和痛风高发有关？

人际关系不良会引起人们心理状态的改变，表现为焦虑、烦躁、失眠等，机体长期受不良心理的影响，不但肝、肾等器官的功能降低，使尿酸、尿素氮、肌酐等代谢废物的排出率下降，而且会导致免疫功能紊乱。笔者在长期临床实践中也观察到有些患者痛风反复发作，除焦虑外无其他诱因，焦虑因素解除后痛风又趋于平稳。此外，临床资料也显示，痛风稳定期患者若受较大的心理刺激会出现痛风急性发作。

69. 诱发痛风性关节炎的常见因素有哪些？

人体血尿酸水平的迅速波动，会导致痛风性关节炎的急性发作。引起血尿酸水平迅速波动的常见因素有：

（1）高嘌呤饮食、酗酒、创伤、手术、饥饿、饮食过量、出血、异体蛋白治疗、感染、使用造影剂、过度疲劳和某些药物等因素影响下血尿酸水平可突然升高。

（2）运动过量。运动有助于痛风患者控制体重，降低尿酸，但一定要科学合理地运动，不要急于求成。运动过量会引起血尿酸水平的急剧升高。因此痛风患者一定要选择适合自己的运动方式，并安排合适的运动强度。

（3）在降尿酸药物治疗早期，血尿酸突然下降，会使已沉积在关节及周围组织的尿酸盐结晶脱落，从而引起炎症反应，导致痛风性关节炎的急性发作。这被称为"转移性痛风"或"二次痛风发作"。

（4）精神方面，如情绪波动、郁闷、忧愁、悲伤、紧张、愤怒和急躁等。

70. 高尿酸血症导致痛风的主要机制是什么？

自然免疫系统被激活是高尿酸血症导致痛风的主要机制。当尿酸含量超过了其在血中的饱和度，将形成尿酸盐结晶，并在组织器官中广泛沉积。单核细胞将趋化到晶体所在部位，成长为巨噬细胞，吞噬尿酸盐结晶，释放促炎性因子（IL-6、IL-8、IL-1β、TNF-α），同时沉积在晶体表面的补体蛋白（C3a、C5a、C5b-9 等）被活化，促炎性因子和活化的补体共同启动和增强中性粒细胞的募集。大量中性粒细胞趋化、黏附到尿酸盐所在的部位，吞噬尿酸盐晶体，释放大量的炎性因子，引起痛风的发作。在此过程中，单核细胞对尿酸盐晶体的吞噬是尿酸发作的始动因素，促炎性因子对大量中性粒细胞的趋化、黏附和吞噬的诱导是关键环节，中性粒细胞释放大量炎性因子是痛风急性发作的直接原因。

71. 什么是补体？补体系统被激活后有什么作用？

补体是在血液或体液内除抗体分子外，另一组参与免疫效应的大分子。它是一组具有酶活性的免疫球蛋白，约占血清球蛋白总量的 10%。它可被抗原与抗体形成的免疫复合物所活化，产生溶菌和溶细胞现象。

补体系统被活化后，具有溶菌、溶细胞现象，并可促进吞噬细胞的吞噬作用，还可使肥大细胞脱颗粒、释放组胺等，导致血管通透性增高、产生炎症反应，有利于将杀菌因素和吞噬细胞集中到炎症部位，将免疫复合物清除。有研究表明，尿酸盐能够激活补体活化的经典途径和替代途径，同时在痛风患者尿酸钠晶体表面包被着补体成分；补体激活后，补体活性片段包括 C5a 具有对炎性细胞的趋化作用，首先导致中性粒细胞的募集，而中性粒细胞的募集是痛风性关节炎发作最重要的环节。补体激活后形成攻膜复合物介导膜损伤和细胞死亡。在补体成分 C6 缺失的小鼠中，发现尿酸钠诱导的痛风性关节炎发病程度显著降低，提示补体系统在痛风性关节炎的发病过程中发挥关键作用。

72. 痛风性关节炎发病的分子机制如何？

急性痛风性关节炎的发病过程包括下列三个阶段：①尿酸盐

结晶在关节腔内外组织中析出、沉淀；②位于关节腔的巨噬细胞和由血液中的单核细胞分化来的巨噬细胞吞噬尿酸盐结晶，分泌 IL-6、IL-8、TNF-α 等促炎性因子；③中性粒细胞在上述促炎性因子的趋化下，透过毛细血管基底膜，到达炎症部位，吞噬尿酸盐晶体，释放大量炎性因子，痛风发作。

73. 痛风性关节炎的发病有何特点？

痛风性关节炎占慢性关节疾病的 2%～5%。病变可分为急性期（急性痛风性关节炎）、间歇期（无症状期）、慢性期（慢性痛风性关节炎，痛风石沉积）。首次发作多为单关节，50% 首发于第一跖趾关节。因为尿酸钠的溶解度为温度依赖性，在 25 ℃时溶解度下降约一半，而 25 ℃正是清晨第一跖趾关节的近似温度，再加上此处血液循环缓慢，尿酸更易沉积在此处。在以后的病程中，约 90% 的患者该部位反复受累。足弓、踝关节、膝关节、腕和肘关节等也是常见发病部位。

74. 痛风性关节炎急性期的病理变化有哪些？

痛风性关节炎急性期的病理变化主要表现为滑膜充血、有滑液产生、中性粒细胞渗出及纤维素样坏死、滑膜表层细胞灶样增生，滑膜内可见弥漫性或分布在血管周围的炎细胞浸润，炎细胞包括中性粒细胞、淋巴细胞和少量浆细胞，部分病例的滑膜内可见到尿酸盐结晶。尿酸盐通过滑液沉着于关节软骨，使软骨表面糜烂。抽取滑液，经无水乙醇固定，在偏振光显微镜下可见细针形负性双折光的尿酸盐结晶。

75. 痛风性关节炎间歇期的病理变化有哪些?

急性痛风性关节炎发作缓解后,一般无明显后遗症状,有时仅有发作部位皮肤色素加深,呈暗红色或紫红色,脱屑,发痒,称为间歇期。多数患者在初次发作后出现 1 ~ 2 年的间歇期,但间歇期长短差异很大。随着病情的进展,间歇期逐渐缩短。

76. 痛风性关节炎慢性期的病理变化有哪些?

关节畸形和痛风结节(痛风石)的形成是病程进入慢性期的标志,多在起病 10 年后出现。痛风结节可见于关节内、关节周围、皮下组织及内脏器官等。常见于足趾、手指、腕、踝、肘等关节周围,隆起于皮下。痛风结节外观大小不一,最大径可以从几毫米至几厘米,一般不超过 6 cm,表面菲薄,破溃后排出白色粉末状或糊状物,经久不愈,但较少发生继发性感染。由于尿酸盐反复刺激使病变成为慢性,此时病变处除有软骨破坏外,关节软骨边缘软骨膜可出现增生并伴钙化、骨化,形成鸟嘴样骨赘,加重关节的肥大和畸形。关节软骨的破坏除了尿酸盐沉着这一直接原因外,滑膜的痛风性肉芽肿也可破坏关节软骨致溶骨,并造成不规则的软骨下骨损伤,关节出现持续性肿痛、强直、畸形,甚至骨折,称为慢性痛风性关节炎。显微镜下,痛风引发的典型肉芽肿反应表现为针状负性双折光的尿酸盐结晶呈平行或放射状排列,与一些无定型蛋白性物质共同形成异物性肉芽肿的核心,周围绕以成纤维细胞、淋巴细胞、白细胞、大量组织细胞及异物巨细胞,组织细胞偶尔可以呈栅栏状排列,成为痛风结节,具有重要的诊断意义。痛风结节可以伴有钙化、骨化。由于滑膜及关节软骨边缘结缔组织增生并伸展到关节腔，可引起关节纤维粘连甚至强直。在偏振光显微镜下观察，痛风结节为针状，折光明显。痛风患者的滑液分析呈白细胞增多的炎症性改变，甚至可以在滑液的沉淀物中通过偏振光显微镜识别出负性双折光的针状结晶。尿酸盐沉积还会从关节扩散至邻近的软组织，并导致韧带损伤，最终会沉积到皮下组织，导致皮肤溃疡。

77. 痛风有假吗？真假痛风如何鉴别？

临床中并非所有的痛风病都是真的，还有一种假性痛风，它叫焦磷酸钙沉积病或焦磷酸关节病。较为罕见，多发生于中老年人，平均年龄 60 岁，女性略多。其主要临床表现为：好发于膝关节，在髋关节、肘关节、腕关节、踝关节、肩锁关节、肩关节等处也可见，多呈扩散性发病；多表现为无痛性肿块或肿胀，10%~20% 的患者可以有急性关节炎发作，疼痛程度比痛风轻微；常为自限性疾病，持续 1 天至几周。病因是由于焦磷酸钙沉着于关节软骨内并融合，致使软骨细胞坏死破裂。X 线表现为关节纤维软骨或透明软骨钙化。在滑液或活检组织中，通过偏振光显微镜可发现杆状或菱形正性双折光晶体。病理检查通常在软骨的基质内见到点状晶体沉积，周围见组织细胞及异物巨细胞反应，局灶可见化生性软骨，部分软骨母细胞有一定异型性。

78. 痛风性关节炎和类风湿关节炎如何鉴别？

类风湿关节炎早期病变发生于滑膜，滑膜呈绒毛状或乳头状增生，滑膜细胞增生伴浆细胞、淋巴细胞、多核巨细胞浸润，淋巴滤泡形成。表面纤维素样物沉积，关节表面血管翳形成。关节软骨被增生的滑膜破坏，导致软骨"磨损"，滑膜和软骨下产生的血管翳样组织浸润关节软骨，晚期可导致骨质破坏，出现关节畸形、半脱位或脱位。实验室检查常有类风湿因子阳性，抗 CCP 抗体阳性，而痛风性关节炎常常为单关节发病，关节变形往往伴随痛风石的沉积。另外，实验室检查类风湿因子及抗 CCP 抗体均为阴性。

79. 肥胖人群是否更易患痛风？

简单而言，肥胖的根本原因是摄入的能量大于消耗的能量。因摄食过多，使尿酸的生成增多，消耗少，过多的脂肪沉积于皮下，当脂肪分解供应能量时，体内酸性产物增多，从而会抑制尿酸排泄，使血尿酸水平升高。所以肥胖人群更容易患痛风的说法有一定的道理。但这并不意味着瘦人就不易得痛风。

大量临床资料显示，随着体重指数的增加，原发性高尿酸血症和痛风的患病率均明显增加，且与性别和种族无关。进一步研究发现，与非肥胖者相比，肥胖者的痛风患病率会增加 2 倍，体重指数每升高 1，痛风的患病率会增加 5%。肥胖不但引起肝尿酸合成增加，而且导致肾尿酸排泄减少，因此，肥胖既是痛风常见且重要的危险因素，又是痛风发展的促进因素。肥胖诱发痛风的机制可能如下。

（1）皮下脂肪型肥胖：该类肥胖患者多伴胰岛素抵抗。胰岛素抵抗通过下列三种机制导致肾尿酸排泄减少：①胰岛素抵抗状态下肾小管钠氢泵的活性亢进，引起尿液的酸化和血压升高，尿酸与细胞内有机酸交换增加，肾尿酸排泄减少。②胰岛素抵抗状态下交感神经系统和肾素－血管紧张素系统被激活,乳酸产生增加。

由于乳酸和尿酸在肾近端小管存在竞争性分泌，因此，使分泌到管腔中的尿酸减少，肾尿酸排泄减少。③胰岛素抵抗状态下胰岛素代偿性分泌增加，导致高胰岛素血症，高水平胰岛素刺激肾近曲小管上皮细胞刷状缘，促进尿酸盐阴离子和钠离子交换，增加尿酸的重吸收，减少尿酸的清除，肾尿酸排泄减少。

（2）内脏脂肪型肥胖：该类肥胖患者内脏脂肪堆积，腹内脂肪具有较强的脂解作用，由于脂解作用产生大量的游离脂肪酸，经门脉系统流入肝，使肝尿酸的合成增加。

80. 高血压与高尿酸血症、痛风有什么联系？

高尿酸血症与高血压的发生和发展关系密切。主要原因有以下几方面：①高血压可造成微血管损害，导致组织缺氧，引发血乳酸水平增高，乳酸与尿酸竞争排泄，使肾小管分泌尿酸被抑制，从而导致血尿酸浓度增高。②高血压性肾动脉硬化会使肾血管阻力增加，导致有效血流量减少及肾小管受损，引起高尿酸血症。而尿酸盐晶体对小动脉内膜的损害，又加重了高血压，形成恶性循环。③高血压的药物治疗中采用了利尿类降压药物，使肾脏对尿酸的重吸收增加，并且抑制了尿酸的排泄，从而导致血尿酸水平升高。④预防心脑血管梗塞的抗血小板药物阿司匹林在高血压患者中被广泛应用，小剂量（剂量 ≤ 2 g/d）阿司匹林可抑制尿酸盐在肾小管的分泌，减少尿酸的排泄。

高尿酸血症和痛风与高血压两者互为因果，互相促进，形成恶性循环。高尿酸血症与高血压同时存在可引起不同程度的动脉粥样硬化和肾硬化，共同导致肾血流量的降低和肾功能的恶化，加重病情的发展。

高血压患者长期服用降压药的过程中，要经常监测血尿酸浓度，如服用某种降压药后血尿酸水平不断升高，应换药或增加降尿酸药物的用量，使血尿酸保持正常水平，以防发生痛风。

81. 高血脂与高尿酸血症、痛风有什么联系？

摄入富含脂肪的食物会导致嘌呤合成亢进，使尿酸生成增多，同时脂肪代谢相关产物会抑制尿酸的排泄，导致血尿酸水平上升。此外，有关资料显示高胆固醇血症和高甘油三酯血症均可通过抑制肾脏尿酸排泄，诱发或加重高尿酸血症。

75%~84% 的痛风患者伴有脂质代谢紊乱。高甘油三酯血症可抑制尿酸排泄，升高血尿酸水平，是痛风的成因之一。血脂异常时血液呈高凝状态，促进动脉粥样硬化的形成和发展，同时血脂异常还往往伴发肥胖、高血压，增加痛风患者患心脑血管疾病的风险。因此，痛风患者应定期检测血脂，血脂异常时应首先改变不良的生活饮食习惯，包括控制总热量、避免高脂饮食、戒烟酒、适当运动、注意劳逸结合，必要时可加用调脂药物，如他汀类或贝特类，以使血脂水平达标。高尿酸血症者也应控制总热量，避免高嘌呤饮食，必要时选用抑制尿酸合成药物或促尿酸排泄药物，以减少患心脑血管疾病的风险。

脂代谢紊乱诱发痛风的可能机制：①血脂分解代谢产生的酮体阻碍血尿酸的排泄，间接地使血尿酸水平增高，从而导致高尿酸血症，进而诱发痛风。②脂代谢紊乱可引起肾动脉硬化，使肾血流减少，尿酸盐从肾排泄减少，从而导致血尿酸浓度升高。

82. 糖尿病与高尿酸血症、痛风有什么联系？

高尿酸血症、痛风与糖尿病之间有着不可分割的联系。痛风患者合并糖尿病的概率比正常人高 2~3 倍。痛风和糖尿病同属代谢性疾病，其发生与体内糖、脂肪、蛋白质等物质代谢紊乱关系密切。痛风患者易患糖尿病还与遗传缺陷、肥胖、营养过剩及不喜运动有直接关系。此外，尿酸盐结晶在胰岛 β 细胞中沉积，可影响胰岛素分泌而引发糖尿病，部分痛风患者存在胰岛素抵抗从而加重糖尿病。嘌呤的分解代谢增强和尿酸的生成增多是糖尿病的特点，所以糖尿病患者也易产生高尿酸血症。糖尿病诱发高尿酸血症的原因很复杂，主要有以下几方面：①糖尿病早期和胰岛素治疗过程中往往伴随高胰岛素血症，胰岛素通过促进肾近端小管对尿酸的重吸收，抑制肾脏对尿酸的排泄，使血尿酸水平升高。②糖尿病好发于中老年人，他们往往合并高血压和肾动脉硬化等疾病，造成肾小管缺血和缺氧，引起肾脏功能减退，使肾小管排泄尿酸的能力减退，引起高尿酸血症。③某些治疗糖尿病的药物也会影响尿酸的排泄。

83. 高尿酸血症与代谢综合征有何关联？

代谢综合征实质上是内分泌失调引起的一组相互关联的疾病，包括动脉粥样硬化、高血压、高尿酸血症、高胰岛素血症、高体重和脂肪肝。高尿酸血症作为代谢综合征的一员，往往与肥胖、高血压、高血脂、糖尿病密切相关，它们之间的相互影响形成恶性循环，是人类健康的大敌。因此，在诊断高尿酸血症时应了解患者是否有其他代谢性疾病，做到早筛查、早发现、早诊断，以采取合理的防治措施。

84. 饮食与痛风的发作有何关系？

痛风与饮食特别是富含嘌呤的食物和酒精饮料之间密切关联。已经证实，过量摄入富含嘌呤食物和酒精饮料是高尿酸血症和痛风的重要诱因。相对于其他酒类，啤酒被认为最易诱发痛风。因为啤酒富含鸟嘌呤，与腺嘌呤相比，鸟嘌呤代谢为尿酸的速度更快。此外，近期的研究结果显示，长期摄入果糖和含糖饮料也会导致高尿酸血症，诱发痛风；进食樱桃可使血尿酸水平下降；饮用咖啡可以降低尿酸水平。

85. 哪些药物可能会诱发痛风？

诱发痛风的药物大部分通过影响尿酸在肾的转运，使肾对尿酸的排泄减少而引发痛风，如排钾利尿药和喹诺酮类、青霉素类及头孢菌素类抗生素。部分药物通过影响嘌呤代谢而诱发痛风，如左旋多巴。有些药物可能通过影响细胞免疫而诱发痛风，还有些药物诱发痛风的机制不清，如降脂药物洛伐他汀。

临床资料显示，长期服用下列药物的人，高尿酸血症和痛风的患病率明显升高。①排钾利尿药：氢氯噻嗪、呋塞米、利尿酸钠、吲达帕胺，以及含有排钾利尿药的降压药物复方降压片、复方罗布麻片、北京降压0号、珍菊降压片、氯沙坦钾氢氯噻嗪等，这类药物会降低肾脏排尿酸的能力；②部分血管扩张剂：β受体阻滞剂如普萘洛尔、美托洛尔，钙离子拮抗剂如硝苯地平、尼莫地平、氨氯地平等，都可使肾血流减少，减少尿酸的排泄；③抗结核药：吡嗪酰胺、乙胺丁醇、利福平等会抑制尿酸的排泄而升高血尿酸；④降糖药物：胰岛素、格列本脲、格列齐特等；⑤降脂药物：洛伐他汀、烟酸等；⑥抗生素：喹诺酮类、青霉素类和头孢菌素类抗生素；⑦抗凝药：阿司匹林，临床已经发现每天75~325 mg用量的阿司匹林可损害老年人肾功能和尿酸清除能力；⑧其他：部分免疫抑制剂（环孢素）、大剂量维生素C、左旋多巴、静脉注射硝酸甘油等。

86. 海拔因素与痛风发作有何关联？高海拔地区痛风患者的发病有何特点？

有关资料显示，由平原移居到高原的人群痛风的患病率明显升高。这可能与高原缺氧导致的肾尿酸排泄减少及继发性红细胞增多有关，但详细机制不清。山东省痛风病临床医学中心近年来针对海拔对痛风的影响进行了初步研究，建立了青海格尔木地区大样本痛风研究队列。青岛地区几乎为零海拔，青海格尔木地区为高海拔地区，平均海拔2800 m。对常住青岛的648例痛风患者和常住青海格尔木的257例痛风患者的临床特点进行初步研究发现，与青岛患者相比，格尔木地区患者呈现出三大特点：①年轻化：痛风平均发病年龄比青岛提前了5年［青岛（43.78±12.01）岁vs格尔木（38.58±11.64）岁］，且大部分为小于40岁的年轻人（67.3%）；②病情严重：格尔木表现为痛风性关节炎的患者所占比例明显高于青岛（青岛13.1% vs格尔木23.0%）；③肥胖的发生率低：青岛痛风患者中30%为肥胖患者，而青海格尔木只有18%。肥胖不但与痛风的发生有关，而且与痛风的严重程度有关。青岛地区的痛风患者肥胖的发生率虽然明显高于格尔木地区的患者，但痛风严重程度明显低于格尔木地区的患者，提示外部因素包括海拔对痛风的综合影响大于内部因素肥胖对痛风的影响。

87. 气温与痛风的发作有何关联？

痛风发作有明显的季节性，表现为多出现在春夏和秋冬季节交替之时，可能与气温、气压及湿度改变有关，其中气温变化为主要因素。众所周知，尿酸钠溶解度与温度密切相关，在 37 ℃时，尿酸钠溶解度为 380 μmol/L；而在 30 ℃时，尿酸钠溶解度仅为 268 μmol/L。虽然人类属于恒温动物，但人体不同部位的温度有明显的差别，例如在温度 20℃的环境中，人体上肢末端的体温只有 28 ℃，躯干体温可达 36 ℃，环境温度越低，人体四肢末梢的体温也越低。因此，寒冷是诱发痛风并使病情加重的重要因素。山东省痛风病临床医学中心近年来针对气温对痛风的影响进行了初步研究，建立了哈尔滨地区大样本痛风研究队列。青岛地区气候属于典型的海洋气候，全年平均气温为 12.3 ℃；哈尔滨地区属于典型的北方寒冷气候，全年平均气温为 3.5 ℃。与常住青岛的痛风患者相比，哈尔滨地区痛风患者痛风石和肾结石的发生率明显升高（痛风石 19% vs 28%，肾结石 10% vs 30%），提示环境因素中的气温对痛风的病情有一定影响。

88. 治疗痛风性关节炎的药物有哪些？

痛风性关节炎的治疗应该根据患者的病情分期进行。从整体来讲药物主要包括下列三类（图 10）。

（1）镇痛药物：包括秋水仙碱、非甾体抗炎药物和糖皮质激素等。

（2）降尿酸药物：分为 2 种，一种是抑制尿酸形成的药物，目前临床上常用的有别嘌醇、非布司他等；另一种是促进尿酸排泄的药物，如苯溴马隆等。

（3）碱性药物：常用的有碳酸氢钠、苏打水、苏氏合剂等。

秋水仙碱是第一个用于治疗痛风的药物，公元前1500年就有番红花属秋水仙碱类的草药用于痛风治疗的记录。2世纪左右，当时的医家在其作品中写道："关于痛风Hellebore是一个很好的治疗药物。"另外，550年左右的时候，有人在书中提到："推荐Hermodactyl作为痛风治疗药物的选择，患者宣称他们的疼痛马上解除，因为此药物使得毒物随粪便排出，患者随之便能走路。"其实，Hellebore和Hermodactyl就是现在所说的秋水仙碱。尽管使用秋水仙碱治疗痛风的历史久远，但直到13世纪秋水仙碱才正式用于急性痛风性关节炎的治疗，至1820年秋水仙碱用于痛风才被准确定量。

第二个用于治疗痛风的药物丙磺舒于1950年开始用于临床，是第一个降尿酸药物，也是第一个促进尿酸排泄的药物。1960年，发明出抑制尿酸生成的药物——别嘌醇，1966年，别嘌醇在临床得到广泛应用。1970年，第二个促进尿酸排泄的药物苯溴马隆问世。其后，随着生物科技的发展，非布司他与尿酸氧化酶等新的药物问世。这些治疗痛风药物的发明极大地提高了痛风的治疗水平。

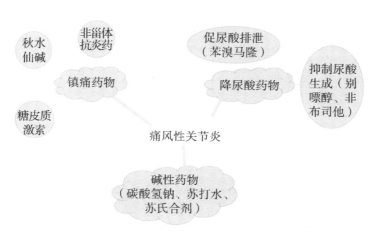

图10　治疗痛风性关节炎的药物

第三篇

患者最关心的问题

89. 什么叫痛风?

人们常把感冒叫"伤风",把脑血管病叫"中风",那什么叫"痛风"?痛风这种病历史悠久,最大的特点是突然出现某个关节红肿,疼痛非常剧烈,古人形容就像一滴流动的液体在体内跑,跑到哪里哪里就疼痛难忍。现代研究认为,痛风是一组临床综合征,包括无症状高尿酸血症、痛风性关节炎、痛风石形成、痛风肾病(包括慢性高尿酸血症肾病、急性高尿酸血症肾病、尿酸性肾结石)等。

90. 怎样知道自己患有痛风性关节炎?

体检时发现血尿酸增高,许多人往往没有重视,但是当出现以下几种情况时一定要及时就诊,明确自己是否已经患有痛风性关节炎:

(1)进食酒肉后出现关节红、肿、热、痛,常见关节为双足第一跖趾关节。

(2)运动大量出汗后出现关节红、肿、热、痛。

(3)加班熬夜后突然出现关节红、肿、热、痛。

(4)压力过大或频繁性生活后关节红、肿、热、痛。

(5)无外伤史突然出现关节红、肿、热、痛。

91. 体检发现血尿酸高于正常值是否意味着患有痛风性关节炎?

体检时发现血尿酸高于正常值并不意味着患有痛风性关节炎,因为一些生理情况也会出现高尿酸血症,如妊娠反应及检测前摄入富含嘌呤的食物。另外，痛风性关节炎急性发作期，因外周血中含有的尿酸多集中在患病关节周围，故有可能少数患者血尿酸测定正常。所以不能以血尿酸的高低确定是否患有痛风性关节炎。

92. 有关节肿痛，但血尿酸正常，是否可以排除痛风性关节炎？

很多疾病都会有关节肿痛，如类风湿关节炎、强直性脊柱炎等，但这些疾病往往都有特异性指标，如类风湿因子或 HLA–B27 阳性。高尿酸血症是痛风的生化标志，但不能以血尿酸的高低判断是否患有痛风性关节炎，因为不少高尿酸血症患者，可终身不出现关节疼痛、肿胀等痛风性关节炎的症状，称之为无症状高尿酸血症。另外，痛风患者在急性期血尿酸水平也可能是正常的。有典型的疼痛部位，又有高尿酸血症病史，才高度考虑痛风性关节炎的可能性。

93. 什么是痛风石？

痛风石是小如芝麻、大如鸡蛋、在皮肤下隆起的黄白色赘生物，它的表皮很薄，破溃后可见白色粉末，容易出现在耳郭、手指、足趾、手腕等部位。别小看这些石头，它们的破坏性很大，出现在关节内可造成关节软骨和骨质的侵蚀、破坏、增生，关节周围组织纤维化，出现持续性的关节肿痛、强直、畸形甚至骨折。

94. 痛风患者一定会有痛风石吗？

一般认为，血尿酸在 540 μmol/L 以上时，50% 的痛风患者会有痛风石。多见于起病后的某个时期，平均为 10 年左右。如果痛风初发后及时进行降尿酸治疗，控制血尿酸在 360 μmol/L 以下，一般不会出现痛风石；而有痛风石的患者，长期控制血尿酸在 300 μmol/L 以下是可以让痛风石溶解的；如果痛风患者有痛风石的存在，可以认为是严重的痛风患者。总之，血尿酸浓度越高，病程越长，出现痛风石的机会越大。

95. 得了痛风怎么办？

痛风是一种可以控制但不能根治的代谢类疾病。如果长期误诊或得不到正规治疗，易发展为慢性痛风，导致痛风石广泛形成，造成关节畸形和功能障碍，以及痛风肾病和尿路结石等多种并发症。如失去了治疗痛风的最佳时机，则治疗的难度会大大增加，甚至临床症状也难以缓解。一旦确诊患有痛风，就应该到综合性医院的痛风专科就诊，做相关的详细检查，查明痛风的原因及伴发的相关疾病。专科医生会根据检查结果制订个体化的治疗方案，包括饮食控制、运动指导及合理用药。目前已有效果非常好的药物来缓解疼痛和降低血尿酸水平。关键是痛风患者要坚持正规治疗和定期复查，及时调整治疗方案，千万不要迷信虚假广告，只要长期耐心接受专科医生的治疗，控制痛风的发展还是行之有效的。

96. 痛风会影响男性生育能力吗？

有关男性精液的研究提示，尿酸具有一定的抗氧化性，这似乎是一种对精子的保护因素，但这不能说明痛风对精子质量到底有何影响。为了保险起见，建议备育的患者停用降尿酸药物（如苯溴马隆、别嘌醇、非布司他）3个月。同时，调整生活方式，如多喝水、不喝酒、限制高嘌呤饮食等。若备育期间痛风发作，可短期使用非甾体抗炎药或糖皮质激素，待配偶成功怀孕后及时恢复降尿酸药物的治疗。

97. 痛风可以除根吗？

痛风的治疗确实在向着根治的方向发展，要想除根，理论上仍存在一定困难。但是，通过痛风的综合治疗，达到临床治愈是可能的。如生活方式的改变、饮食的调理、合理的运动加上一段时间的药物控制，可以让患者的血尿酸长期稳定或处在比较理想的水平。痛风患者也可以和正常人一样，不会疼，也不会有其他症状，长期不用药也是有可能的。当然这不是说患者就再也不用复查血尿酸，或者以后就一定不会再复发。

98. 哪些原因导致了痛风复发？

导致痛风复发的原因很多，常见于：

（1）治疗只止痛，没降尿酸。有些患者只是在疼痛的时候吃消炎止痛药，没有服用降尿酸的药，虽然暂时不疼了，看起来和正常人一样，但他们的血尿酸还是高，过一段时间还会出现痛风的发作。

（2）停药后没定期复查尿酸。服药将血尿酸降至正常后，患者停药，时间长了有变回高尿酸血症的可能性，如果患者没有再复查，就发现不了。

（3）关节损伤也可能让痛风复发。比如走路过多造成的关节劳损或者轻微的扭伤，往往会引起痛风的再次发作。

99. 高尿酸血症与痛风发作的年龄有何关联？

高尿酸血症是痛风发作的重要原因，研究证实，血尿酸高于600 µmol/L 时痛风的发生率为 30.5%，而血尿酸低于 420 µmol/L 时痛风的发生率仅为 0.6%。高尿酸血症的程度亦与痛风的发作年龄密切相关，当血尿酸低于 420 µmol/L 时痛风发作的平均年龄为 55 岁，而血尿酸高于 520 µmol/L 时发作的平均年龄为 39 岁。

100. 尿酸值有性别差异吗？

我们来看高尿酸血症的定义，答案就在其中。高尿酸血症是指在正常嘌呤饮食状态下，非同日两次空腹血尿酸水平男性和绝经后女性高于420 µmol/L（7 mg/dL），绝经前女性高于360 µmol/L（6 mg/dL）。

101. 高尿酸血症会损伤心脑血管功能吗？

多个心脑血管研究机构一致证实，高尿酸是高血压、冠心病、脑卒中发病的独立危险因素。血尿酸水平每增加 60 µmol/L，高血压发病相对危险增加 25%；血尿酸＞ 357 µmol/L 是冠心病的独立危险因素；血尿酸＞ 417 µmol/L 是脑卒中的独立危险因素。

102. 高尿酸血症影响糖尿病发病率吗？

高尿酸血症是 2 型糖尿病发生发展的独立危险因素，2 型糖尿病发病风险随着血尿酸水平的升高而增加。一项国内研究发现，高尿酸血症患者发生糖尿病的风险较血尿酸正常者增加 95%，且血尿酸水平每增加 60 μmol/L，新发糖尿病的风险增加 17%。

103. 痛风与脂肪肝有关系吗？

大量临床数据表明，血尿酸水平升高与脂肪肝的发生和发展密切相关。理论上来看，酒精引起甘油三酯在肝脏堆积而发生脂肪肝，脂肪肝形成的过程中会增加尿酸的合成，甘油三酯也可以阻碍尿酸的排泄，使血尿酸升高，发生痛风。

104. 同时患了痛风和脂肪肝怎么办？

痛风合并脂肪肝非常常见，但并不可怕，不用过度担心，当然也不能完全不重视，以下几点需要特别注意。

（1）调控饮食与运动：一般不必刻意使用降脂药治疗脂肪肝，平时应清淡饮食、低嘌呤饮食，加强体育锻炼，严格控制体重。

（2）降尿酸治疗：单纯的低嘌呤饮食常常难以使尿酸达标，所以需长期服用降尿酸药物，切不可自行停药。

（3）医生指导下用药：治疗痛风的药物多经过肝脏代谢，因此，必须在医生指导下用药，以确保肝脏和肾脏的安全。

105. 高尿酸血症患者仅仅食疗可以吗?

高尿酸血症是一种代谢性疾病，其产生的原因比较复杂，仅仅控制饮食是很难解决的。人体内尿酸的生成80%是内源性的，是体内核酸的代谢终产物，饮食带来的尿酸仅占产生总量的20%。因此，仅仅通过饮食控制来治疗高尿酸血症的可能性是很小的，尽早进行药物治疗才是正确做法。

106. 尿酸过多对人体有何损害?

血液中过多的尿酸会沉积在人体多个器官组织中，进而引发各种疾病。

（1）沉积在软骨可诱发痛风性关节炎，50%以上的痛风性关节炎发生在第一跖趾关节处。

（2）沉积在肾脏可诱发痛风肾病，严重时可能出现肾功能不全，甚至肾衰竭。

（3）沉积在尿路可引起尿路结石。

（4）沉积在心血管可加重心血管疾病。研究显示，痛风患者急性心梗的发病率比正常人高26%。

（5）加重糖尿病等代谢性疾病。高尿酸血症患者中20%~50%患有糖尿病。

107. 如何正确评估痛风患者的病情?

可以从以下4个方面进行评估。

（1）尿酸测定方法是否准确？准确的尿酸测定是在非发作期

进行，抽血前 5 天停用影响尿酸的药物，抽血前 1 天避免高嘌呤饮食，禁酒，晚 12 时后禁食，抽血的当天需晨起空腹检查，避免剧烈运动。

（2）痛风是否反复发作？欧洲抗风湿病联盟（EULAR）和美国风湿病学会（ACR）认为，痛风发作 ≥ 2 次 / 年，则需要降尿酸。

（3）有无痛风石？要注意观察有无浅表和深部、肾脏部位的痛风石，评估疼痛程度，检查关节是否被破坏。

（4）其他因素如何？如患者有无家族史？目前在间歇期还是发作期？有无长期服用噻嗪类、阿司匹林、环孢素、他克莫司的既往史？这些都是评估病情时应该考虑的因素。

108. 痛风急性发作期选择镇痛药要注意什么？

有 3 点应特别注意：

（1）用药的时机比种类更重要：用药越早越好（24 小时内），非甾体抗炎药需足量，秋水仙碱需适量。

（2）非甾体抗炎药和秋水仙碱不耐受的患者可采用以下方案：服用激素 0.5 mg/（kg·d），足量 5~10 天后停药，或者足量 3~5 天，逐步减量，7~10 天停用。

（3）不能口服药者可以关节腔内注射激素（剂量依关节大小决定），静脉滴注激素甲强龙 0.5~2 mg/（kg·d），促肾上腺皮质激素 25~40 U 皮下注射，依治疗反应重复使用，间隔时间根据病情及药物特点而定。

109. 医生首推的降尿酸药是哪种？

欧洲抗风湿病联盟和美国风湿病学会的"指南"推荐首选黄嘌呤氧化酶抑制剂（别嘌醇或非布司他），次选丙磺舒，也可联合用药。我国和日本"指南"中推荐抑制尿酸生成药及促尿酸排泄药均是一线药，应根据患者尿酸代谢情况来定（图 11）。而目前尿酸增高原因以尿酸排泄不良为主，故抑制尿酸重吸收，促进排泄的药物苯溴马隆适应人群更广泛。

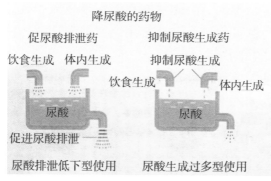

图 11　降尿酸药物的作用原理

110. 服用秋水仙碱时应注意什么？

秋水仙碱是治疗痛风急性发作的特效药，能抑制白细胞等吞噬尿酸盐结晶，减少或终止炎症介质的释放，从而有抗炎止痛的作用，可迅速终止大多数急性发作。但它有一定毒性，口服以恶心、呕吐、腹胀、水样腹泻等不良反应较为多见，发生率高；静脉应用秋水仙碱可减轻胃肠道不良反应，但应避免药物外漏而造成组织坏死，其他不良反应为肝坏死、肾衰竭、骨髓抑制、呼吸抑制、脱发等。因此，治疗过程中应密切观察患者的病情，同时，有肝或肾功能不全、骨髓抑制、白细胞减少者禁用，女性患者在服药期间及停药以后数周内不得妊娠。

111. 服用别嘌醇应注意什么？

别嘌醇主要在痛风发作间歇期和慢性期使用，适用于尿酸生成过多、对排尿酸药过敏或排尿酸药无效，以及不宜使用排尿酸药（如有肾功能不全）的原发性和继发性痛风患者，以控制高尿酸血症。此药也可与排尿酸药合用，以加强疗效，特别适用于痛风石严重而肾功能尚好的患者。

用药剂量须根据血尿酸浓度调整。部分患者初期用药可增加急性痛风的发作频率及严重程度，故在开始 4~8 周内应与小剂量秋水仙碱合用。少数患者可出现皮疹，严重者可有发热、寒战、中毒性表皮坏死松解、白细胞减少、嗜酸性粒细胞增多、关节痛、血管炎致肝或肾损害等反应，其他不良反应有胃部不适、纳差、恶心、腹痛、腹泻、暂时性转氨酶和碱性磷酸酶增高等。用药期间应定期检查血常规及肝、肾功能，尽量饭后服药以减少对胃的刺激。服药期间要大量饮水，维持尿液呈中性或弱碱性，以减少黄嘌呤结石及肾脏内尿酸沉积的危险，同时采取低嘌呤饮食。

112. 服用非甾体抗炎药应注意什么？

痛风患者使用非甾体抗炎药时应注意，尽量选择对 COX-2（环氧合酶-2）选择性好的药物，如塞来昔布，并且尽量在急性期使用，过了急性期后就应该减量或者停用。

非甾体抗炎药常见的不良反应有：①胃肠道反应：如消化不良、恶心、呕吐、胃炎、消化性溃疡和糜烂等。②肾脏损害：慢性间质性肾炎及肾乳头坏死（又称镇痛药肾病）、高血钾、水钠潴留和水肿。③肝损害：如一过性丙氨酸氨基转移酶升高。④神经系统：如头晕、头痛、耳鸣、耳聋、视神经炎和球后神经炎。⑤心血管系统：如血压升高、心悸及面色潮红等。⑥皮肤损害：荨麻疹、瘙痒、感光性皮炎等。

有以下情况者要慎用：①老年人（年龄＞60岁）及儿童。②有消化性溃疡病史、胃肠道疾病者。③肝或肾功能显著受损者、心血管及血液系统等有器质性病变者。④有药物过敏史者，如因服用阿司匹林或其他非甾体抗炎药诱发哮喘、鼻炎或荨麻疹者。⑤合并使用抗凝药时。⑥孕妇和哺乳期妇女。

不要同时使用2种或2种以上抗炎药，尽可能避免抗炎药和糖皮质激素并用，合用利尿药时要小心。应定期检查血、尿常规及肝、肾功能。

113. 痛风急性发作期如何选择镇痛药？

我国"指南"中推荐镇痛药一线药物是秋水仙碱和非甾体抗炎药，欧洲抗风湿病联盟和美国风湿病学会推荐的一线药多了一项糖皮质激素。美国学者曾经回顾了30项随机对照研究，得出的结论是：非甾体抗炎药、激素、秋水仙碱、促肾上腺皮质激素和卡那单抗治疗急性痛风均有效。所以，急性发作时可以根据患者喜好、相关禁忌证、先前治疗反应史选择用药，并无优先顺序。

114. 什么时候需要加用降尿酸药呢？

传统观点认为，急性发作期的血尿酸水平变化可加重痛风发作，但此观点缺乏循证医学证据和大样本临床研究支持，国内亦无相关研究发表。2012 年美国风湿病学会发布的"指南"指出，急性期痛风在足量抗炎基础上，可以立即开始降尿酸治疗。但临床发现降尿酸治疗推后 3~4 周，对长期疗效的影响并不大。

115. 你知道应用降尿酸药物的最佳时机吗？

目前大量研究认为，对于存在痛风石、合并肾功能不全、存在尿酸结石、痛风反复发作的患者，以及必须继续应用利尿剂的患者，应该给予降尿酸药物治疗。而对于无合并症的患者，若在 1 年内痛风性关节炎再次发作，可给予降尿酸药物治疗。降尿酸药物一般在急性炎症控制 1~2 周后开始应用，血尿酸应维持在 ≤ 360 μmol /L。

116. 用药期间就不用"忌嘴"了吗？

并不是，非药物治疗应该贯穿痛风治疗的始终。即使用药了也要严格控制饮食，管好自己的嘴。啤酒、白酒、含糖饮料、肉类和海鲜都会使血尿酸升高，应避免或减少摄入，而维生素 C、奶制品等有降尿酸作用，低脂奶可降低痛风发作风险，可适当摄入。

117. 痛风发作时，要根据血尿酸高低来决定是否降尿酸吗？

痛风发作提示血尿酸已经超饱和，双能 CT 显示深部已有小痛风石沉积，所以，即使发作期尿酸不高，也应降尿酸治疗。保持充足饮水和适当碱化尿液，一般每日饮水量 1500~2000 mL，尿量达到 1500~2000 mL 为佳。在开始降尿酸治疗后 2 周内适当碱化尿液，推荐服用碳酸氢钠 0.5~1 g，每日 2~3 次，使尿液 pH 值维持在 6.2~6.9，有利于增加尿酸盐溶解和排泄，预防尿酸钠晶体形成。如果 2 周后血尿酸仍然高于 360 μmol/L，则应延长碱化尿液时间。痛风一旦发作，无论血尿酸高低，均应降尿酸。

118. 为何会说痛风难以真正痊愈？

最关键的原因还是治疗不规范，降尿酸不到位，尿酸水平不达标，或达标不持续。研究显示，血尿酸长期控制在 360 μmol/L 以下，不仅可避免新结晶的形成，同时还可溶解已经存在的尿酸盐结晶，大大降低痛风的复发风险。对于一年内有多次痛风发作或者伴有痛风石的患者，把血尿酸控制在 300 μmol/L 以下，有利于减少或防止痛风发作，促进痛风石溶解吸收。所以尿酸持续达标是关键。

119. 你知道秋水仙碱怎么用吗？

秋水仙碱是治疗急性痛风性关节炎的有效药物，但起效较非甾体抗炎药慢，且存在腹泻等严重副作用。根据以往经验，人们常常在治疗急性痛风性关节炎时首次给予秋水仙碱 1 mg，后每 2~3 小时追加 0.5 mg，直至病情缓解或出现明显呕吐及腹泻。但最近研究认为上述治疗方法存在严重腹泻及骨髓抑制等其他毒性反应，而在老年患者中更突出，故建议秋水仙碱用法改为 0.5 mg/ 次，一天给予 2~4 次。

120. 你知道糖皮质激素怎么用吗？

该类药物可用于不能耐受秋水仙碱或非甾体抗炎药，以及上述药物疗效不佳的急性痛风性关节炎患者。关节腔内注射可用于大关节受累的急性单关节炎；对于小关节或多关节受累患者，糖皮质激素可口服、肌内注射或静脉注射。大量研究证实，口服小剂量泼尼松（10~20 mg/ 日）可以使 90% 的患者在 24~48 小时内症状缓解。

121. 你知道痛风急性发作时最先用什么药吗？

急性痛风性关节炎确诊后应立即给予消炎止痛治疗，药物包括非甾体抗炎药、秋水仙碱及糖皮质激素，同时受累关节应冷敷及避免活动。上述治疗过程一般持续 1~2 周。在药物选择上，非甾体抗炎药因起效快且副作用小应作为首选，而同时存在消化性溃疡及出血危险的患者建议给予 COX–2 选择性抑制剂，但合并缺血性心脏病患者要慎用 COX–2 选择性抑制剂。

122. 痛风常见的诊断误区你遇到过吗？

误区 1：很多患者把血尿酸升高当成痛风，心理过度紧张。

误区 2：1/3 的患者痛风急性发作期血尿酸正常，被误认为不是痛风，造成漏诊。

误区 3：有些慢性痛风性关节炎的患者因为全身大小关节肿痛，且为对称性的，被误诊为类风湿关节炎。

误区 4：有些关节创伤或接受穿刺、艾灸等物理治疗的患者出现感染性关节炎而被误诊为痛风。

误区 5：脊柱、关节疾病的患者因足踝或膝关节的突发肿痛而被误诊为痛风。

所以，不要随便给自己扣上"痛风"的帽子，自己吓自己。

123. 降尿酸的药必须长期吃吗？

造成痛风的根本原因是肾脏排尿酸不通畅，遗憾的是造成这种情况的原因还没有彻底研究清楚。所以，建议患者长期或间断口服降尿酸药物，使血液中的尿酸维持在理想水平。如果中断药物治疗时间较长，痛风还是有可能再次发作，甚至发作频率加快，持续时间延长。

124. 尿酸降到多少才算达标？

高尿酸血症指男性和绝经后女性血液中尿酸含量超过 420 μmol/L，绝经前女性超过 360 μmol/L。为了防止痛风再发，理想情况是把血尿酸降到 300 μmol/L 左右，这时关节里的尿酸就可以通过血液顺利排走，从而使尿酸性肾结石或关节结石崩解融化。

125. 尿酸能快速降低吗?

有些患者坚持规律用药，持续的时间也足够长，但还是会有疼痛发作，这可能就是因为尿酸突然降低造成的。降低血尿酸的过程就像瀑布落下，落差越大速度越快，下面承受的压力和打击就越大，患者疼痛的感觉就会越明显。所以，我们主张尿酸要缓慢地降，这样对肾脏的影响也小。

126. 如果尿酸降得太快怎么办?

如果我们发现血尿酸过低，就可以先停药观察一段时间，过半个月甚至一个月看看患者恢复的情况如何；如果尿酸又升高了，就继续用药，但剂量要小，让尿酸降得慢一点。如果复查时，血尿酸水平比较理想，可以不用药或只用少量药来维持。所以，治疗期间，医生会让患者定期测定血尿酸。检测次数根据病情而定，有的时候会一两周测一次，有的可能一个月或者两三个月测一次。

127. 你知道降尿酸药有哪些副作用吗?

目前常用的降尿酸药物分为两类，一类抑制尿酸的合成，一类促进尿酸的排泄，这两类药物都有一些副作用（图12）。抑制尿酸合成最经典的药是别嘌醇，可能会加重肝脏损伤；促进尿酸排泄的经典药物是苯溴马隆，它有可能加重肾脏的负担，或提高肾脏中出现尿酸结石的概率。新型抑制尿酸合成的药物——非布司他，对肝和肾的损伤则比较小，可能是今后降尿酸的更好选择，但亦对心脑血管有一定的不良影响。

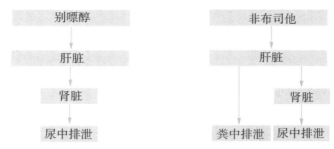

排泄路径：别嘌醇在肝脏代谢，只通过肾脏排泄，是单途径排泄。所以，肾功能不全的患者需要调整剂量。

排泄路径：非布司他在肝脏代谢，通过胆汁和肾脏排泄，是多种途径排泄，包括粪便和尿。所以轻、中度肾功能不全患者无需调整剂量。

图 12　降尿酸药物的代谢途径

128. 你知道什么时候可以停药吗？

一般认为，维持患者的血尿酸在理想水平至少半年以上，关节里的尿酸就可以排到正常水平，此时可以试着停药。即使停药了患者也要定期检测血尿酸，建议 2~3 个月检查一次。检查方法也很简单，只需要到医院抽血做检查就可以了。

129. 你知道痛风治疗的"56789"原则吗？

病情不同的痛风患者尿酸控制程度也不尽相同，如图13所示，"56789"是指尿酸值 5 mg/dL、6 mg/dL、7 mg/dL、8 mg/dL、9 mg/dL（1 mg/dL=59.4 μmol/L）。

（1）如果您是痛风患者，已经有痛风石了，您的尿酸需要持续维持在 5 mg/dL 以下，这样痛风石可以溶解，痛风发作次数会明显减少。

（2）如果您是痛风患者，但还没有痛风石，您的尿酸需要持续维持在 6 mg/dL 以下，这样您的痛风发作次数会明显减少，也可以保护肾脏。

（3）如果您是需要降尿酸人群，经非药物治疗血尿酸仍＞7 mg/dL，应进行药物降尿酸治疗。

（4）血尿酸＞8 mg/dL，您是高尿酸血症患者，虽然未曾痛风发作，但合并有心脑血管疾病危险因素，如高血压、糖尿病、冠心病、中风等，应该开始降尿酸治疗。

（5）只要您的血尿酸＞9 mg/dL，无论是否有症状都必须开始降尿酸治疗。

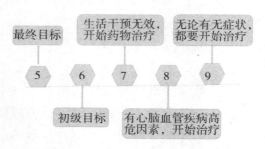

图 13　痛风治疗的"56789"原则

130. 痛风石与尿酸盐有什么关系？

尿酸水平升高直接导致痛风石的形成，血尿酸水平越高，患者发生痛风石的概率越大。血尿酸在 540 μmol/L 以上时，50% 的患者可发生痛风石，这其中又有 20% 的患者易并发尿路结石。所以控制血尿酸水平对于减少痛风石的形成、减轻肾脏的损害十分重要。

131. 你知道痛风石与痛风病程的关系吗？

痛风石多发生于发病 10 年左右的患者。痛风首次发作到形成痛风石的时间为 4~42 年，平均 11.6 年。病程越长，痛风石越多。病程 < 5 年者的发生率为 10％左右，5~20 年者为 55％，> 20 年为 70％。肉眼可见的痛风石的形成是痛风病程转慢性的标志。

132. 对于痛风石的治疗，你知道什么时候可以手术吗？

如果痛风石不大，不影响脏器功能，不必手术治疗，因为手术切除痛风石并不能根治痛风。只有在下列情况下才考虑手术治疗：①痛风石影响关节功能或压迫神经；②切除因尿酸盐侵蚀而坏死的指（趾）或矫正畸形的关节；③切除巨大的痛风石以减轻肾脏负担。

手术宜在血尿酸正常后进行，为防止手术诱发急性痛风性关节炎，最好在术前、术后一周内服用非甾体抗炎药。

133. 你知道肾结石与痛风的关系吗？

肾结石在原发性痛风患者中的发病率为 10％~25％，高于一般人群。痛风患者发生肾结石的可能性随血尿酸水平升高和尿尿酸排泄增多而增大。50％ 以上的肾结石患者血尿酸高于 780 μmol/L，或 24 小时尿尿酸排泄量超过 1100 mg。

134. 你知道痛风与胰岛素抵抗之间的关系吗?

研究表明,胰岛素抵抗常见于痛风患者中,并且可导致血糖和脂质代谢紊乱,从而增加痛风患者发生心血管疾病的风险。近来痛风与胰岛素抵抗之间的关系引起了较多的关注(图14)。但是,胰岛素抵抗在痛风中的具体作用机制仍没有阐明。已知血尿酸水平与胰岛素抵抗是相关的。另外,胰岛素抵抗被认为是慢性亚临床炎症过程。炎性细胞因子如超敏 C 反应蛋白(hs-CRP)可通过介导炎症反应或通过影响胰岛素受体的磷酸化来刺激胰岛素抵抗。

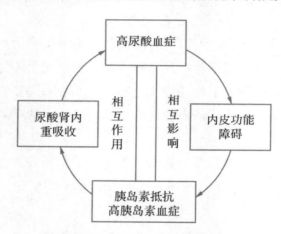

图 14 痛风与胰岛素抵抗之间的关系

135. 非布司他可以改善痛风患者的胰岛素抵抗吗?

非布司他是一种新型的非嘌呤类选择性黄嘌呤氧化酶抑制剂,常用于高尿酸血症和痛风的治疗,降尿酸效果强于别嘌醇。近期发表的一项研究评估了非布司他对原发性痛风患者胰岛素抵抗和超敏 C 反应蛋白表达的影响。该研究纳入 42 例未接受降尿酸治疗的原发性痛风患者，男性 37 例、女性 5 例，平均年龄 44.48 岁 ±12.49 岁。同时纳入 20 例年龄和性别匹配的健康受试者在接受体检后作为正常对照组。研究结果证实，痛风患者存在胰岛素抵抗，对于原发性痛风患者，非布司他能通过降低超敏 C 反应蛋白水平改善原发性痛风患者的胰岛素抵抗。

136. 痛风发病与性别有什么关系？

以往的观点认为痛风患者绝大多数为男性，但目前研究发现男女比例为 3.6 ：1，且女性患病率随年龄增长而明显增加。男性患者首次发作急性痛风性关节炎通常在 40~60 岁，绝经后女性痛风发病率明显增高。75 岁以上的高龄患者中痛风的发病率男性为 7%，女性为 4%，而育龄期女性痛风罕见。25 岁前发生急性痛风性关节炎可能与遗传或使用某些特殊药物有关。

137. 你知道痛风"来去匆匆"的特点吗？

大多数患者首次发作起病急骤，常于夜间熟睡后突然疼醒。发作数小时内，受累关节即出现红、肿、热及极明显的压痛。偶尔可发生淋巴管炎。全身炎症表现包括白细胞增多、发热及红细胞沉降率增快。未经治疗的急性痛风病程差异很大，轻度发作可在数小时内缓解或仅持续 1~2 天，未达到典型发作的剧烈程度；重者可持续数天或数周。缓解后患者症状完全消失。痛风两次发作之间的时期称为间歇期。尽管有些患者再无第二次痛风发作，但大多数患者在 6 个月到 2 年内出现第二次发作。

138. 治疗痛风的药想停就能停吗?

临床上经常遇到有些患者尿酸一旦达标就自主停药,导致痛风反复发作。按照国际"指南",血尿酸的持续达标需要降尿酸治疗的长期维持。经过积极降尿酸治疗,大部分患者可将药物逐渐减少至最小剂量维持治疗,也有小部分患者停药后通过饮食等生活干预维持较好的血尿酸水平。然而,也有部分患者一旦减药血尿酸就会反弹,此类患者尤其需要长期治疗剂量的维持。通常来说,疾病病程越长,体内痛风石越多,治疗所需的时间就会越长,甚至需要终身服药。

139. 哪些情况下,不用药血尿酸会自然下降?

(1)肥胖患者锻炼减肥后,尿酸会下降。因此,对于肥胖患者的痛风治疗,首先建议减肥,体重下降的同时尿酸也会下降,因此锻炼减肥是自然降尿酸的一种方式。

(2)随着年龄的增高,65岁以上患者的尿酸水平也会自然下降。

140. 对于痛风,医患眼中的"治愈"一样吗?

患者理解的"治愈":一次治疗后,一劳永逸,一蹴而就。

医生理解的"治愈":当血尿酸水平能持续达标,不产生新的尿酸盐结晶,痛风发作频率降低甚至不再发作,此时痛风就算被治愈了。从这个角度来说,痛风是可以治愈的。

141. 提高血尿酸达标率最重要的因素是什么？

答案是患者依从性！

在治疗学方面，人们开始逐渐意识到慢性病管理中患者依从性扮演着重要角色，它对疾病治疗效果及预后产生着深远影响。而在痛风的治疗中患者依从性不佳是普遍存在的现象，提高患者依从性是目前亟待解决的问题。只要认真遵从医嘱服用药物，长期持续血尿酸达标治疗，可避免痛风发作及破坏性伤害，生活质量等同于正常人。

142. 关于非布司他，你知道多少？

（1）一般非布司他使用剂量为 40 mg/ 天，血尿酸维持在 240~360 μmol/L。如果血尿酸水平低于 240 μmol/L，非布司他可以减量到 20 mg/ 天。如果血尿酸水平高于 360 μmol/L，非布司他可以增加到 60 mg/ 天。定期监测肝、肾功能和血尿酸水平。

（2）在服用非布司他期间可以正常饮食。有大量的临床试验证明，非布司他不受饮食及抗酸药物的影响。

（3）如果服用非布司他出现痛风发作，不要停用，继续服用，痛风发作会缓解；可以在初期同时加用秋水仙碱，1 片 / 天，使用 2 周。

143. 为什么有的患者在使用降尿酸药物的同时还会出现关节疼痛加重？

这种情况在临床中常见于血尿酸的骤然下降，有时尿酸水平的骤然降低反而会引起痛风的急性发作。这是因为血尿酸突然降低会导致已经沉积在关节及其周围组织的不溶性尿酸盐结晶脱落，引发急性痛风性关节炎发作，这种情况也叫作转移性痛风。这种情况的发生并不意味着病情加重，反而预示着固定的尿酸盐结晶重新返回到外周血中，为下一步的排出做准备。

144. 一旦有高尿酸血症，是否一定要将血尿酸降至正常范围？

这也不一定，有的患者虽然一直处于高尿酸血症状态，但从来没有发生过痛风性关节炎，且血尿酸一直处于 360~420 μmol/L。可以通过饮食及体育锻炼等控制，但是如果血尿酸水平超过 420 μmol/L 就必须通过药物改善，即使没有任何症状，也要积极控制，因为高尿酸血症不仅仅只是带来关节的疼痛，它对心脑血管、肾脏及血糖等均有不良影响。

145. 患有高尿酸血症和痛风性关节炎后是否只要"管住嘴"就可以不再犯病了？

这种认识是比较常见的，人们通常认为痛风性关节炎是吃出来的病，当然该病与饮食有密不可分的关系，但同时痛风性关节炎也是多基因遗传性疾病，遗传因素和环境因素的共同作用导致该病的发生、发展。对于那些血尿酸水平在 480 μmol/L 以上的患者，仅仅通过饮食控制是不可能达到理想水平的。

146. 痛风性关节炎治好后是否意味着治愈了?

痛风性关节炎的疼痛程度堪称疼痛之冠,令患者难以忍受,犹如虎噬;但疼痛缓解之后,和常人无异,于是很多患者好了伤疤忘了疼,忘记饮食忌口,贪食海鲜、动物内脏及酒类,导致痛风性关节炎反复发作,久而久之,尿酸盐结晶反复堆积,最终痛风石累积,关节遭到破坏,出现畸形。这些还只是患者可以直观感受到和看到的痛风危害,其实这只不过是痛风性关节炎破坏性的冰山一角,更甚于此的危害在每时每刻、悄无声息地进行着,蚕食着患者的身体,那就是痛风肾病。

痛风肾病如果听之任之或治疗不当,最终将进入晚期——尿毒症期。此外,持续的高尿酸血症还与高血脂、高血压、糖尿病、冠心病、动脉硬化和脑血管疾病的发病密切相关。

因此,痛风患者绝不可只见树木,不见森林,不仅要关注痛风性关节炎的疼痛症状,更应关注痛风肾病的早期检测和早期治疗,关注与痛风相关的糖尿病、冠心病、高血压和高血脂等的发生和发展。

147. 痛风性关节炎遗传吗?

原发性痛风性关节炎有一定的遗传倾向,有痛风性关节炎家族史的人患该病的概率更大。大量的研究表明,高尿酸血症和痛风性关节炎呈家族聚集发病倾向。这可能有两种原因:一是环境因素的作用,因为同一家庭的人饮食和生活习惯很相近;二是遗传因素本身。痛风发病与遗传有关,常见的遗传类型是 X 连锁隐性遗传、常染色体隐性遗传和多基因遗传等,其中大多数是复杂的多基因遗传。虽然痛风有家族性高发的可能，但这并不等于说父辈有痛风后代就一定得痛风。

148. 痛风性关节炎可以自愈吗？

痛风的自愈现象主要表现在痛风的初次发作阶段。痛风性关节炎初次发作时剧痛难忍，但又来去如风，即使不使用止痛药，也会在数日内自行痊愈，这就是所谓的痛风"自愈"现象。用"来去如风"这个词形容非常贴切，这或许也是痛风这种疾病的中文名称的由来。自愈现象的可能原因：痛风性关节炎初次发作时，尿酸盐晶体在关节沉积的量少，但仍可引起局部炎症反应，出现红、肿、热、痛等症状。这时由于炎症部位温度升高，导致尿酸盐溶解度增大，使关节处沉积的少量尿酸盐晶体发生溶解。此时致炎的根源消失了，所以痛风不治而愈。但这仅仅是表面上的自愈，若没有合理、及时治疗，随着尿酸盐沉积量的增加，很可能会导致痛风再次发作。

149. 痛风性关节炎为什么容易侵犯踇趾？

痛风性关节炎反复发作的主要原因为血液或滑囊液中的尿酸浓度达到饱和状态，出现结晶沉淀，沉淀于关节处引起关节的炎症反应，出现红、肿、热、痛等症状，这是痛风性关节炎发作的基础。人体内中心体温与肢体远端及外周关节腔内温度之间有一定的梯度，如踇趾和耳轮等处的温度明显低于中心体温，所以这些部位易形成尿酸盐晶体沉淀，属于痛风性关节炎的易发之处。

150. 为什么痛风性关节炎容易反复发作?

虽然有些痛风性关节炎患者急性发作时不经治疗,数日后疼痛也会自行消失,看似不药而愈,但是由于血尿酸水平没有得到有效控制,高尿酸血症这个病根依然存在,尿酸还会再次形成晶体,沉积于关节腔处,从而导致痛风的再次发作。因此控制血尿酸水平是避免痛风性关节炎再次发作的根本。

151. 只要关节不痛,血尿酸的高低并不重要,是这样吗?

这样的认识显然是错误的,因为:如果不及时有效地控制高尿酸血症,将导致痛风性关节炎反复发作(图15),并由急性转化为慢性。任由尿酸盐在关节周围、关节滑膜、骨髓内广泛沉积将导致关节畸形,虫噬样、斧凿样骨缺损或骨折。尿酸盐在软组织内沉积所形成的痛风石不但影响美观,而且影响组织的结构和功能,影响日常活动。一般认为血尿酸水平越高,持续时间越长,痛风石的发生率越高,影响越严重。还有可能出现血尿酸在肾脏大量淤积,既可以导致急性梗阻性肾病,引起急性肾衰竭,也可

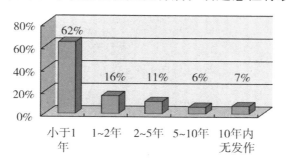

图15　痛风性关节炎发作间隔时间

以导致慢性间质性肾炎，最终发展为尿毒症。研究证明，长期高尿酸血症可诱发和加重糖尿病、冠心病、中风等。所以不能将高尿酸仅仅与关节痛画等号，更不能放任持续高尿酸水平不管。

152. 镇痛药物在痛风性关节炎治疗中有什么作用？

当痛风性关节炎急性发作时，大量白细胞聚集在尿酸盐沉积的部位进行吞噬，会产生炎症，出现红、肿、热、痛等症状。镇痛药物一方面可以缓解炎症反应，改善症状；另一方面，在降尿酸的过程中应用此类药物，可以减少痛风性关节炎急性发作的概率。

153. 降尿酸药物在痛风性关节炎治疗中有什么作用？

降尿酸药物是治疗痛风性关节炎的根基用药，急性期消炎镇痛药的应用是为了在炎症消除后使用降尿酸药物。降尿酸药物可以抑制尿酸的形成或者加速尿酸盐的排泄（图16），使体内血尿

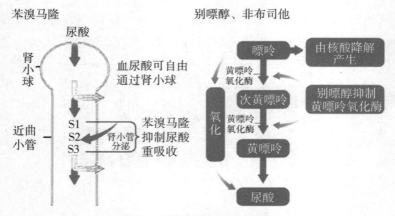

图 16　降尿酸药物的作用机制

酸处于稳定的水平，保护血管、骨骼、肾脏等；另外，降尿酸药物使用时应根据患者血尿酸水平调整用量，不是将尿酸降得越低或越快就越好，一定要稳、缓，避免痛风性关节炎的急性发作。

154. 怎样看待痛风性关节炎治疗过程中的二次发作？

痛风性关节炎治疗过程中的二次发作有如下特点：痛风性关节炎在排尿酸时最容易急性发作，通常在血尿酸排出过快导致血尿酸水平骤然下降时出现；痛风性关节炎发作次数明显增加，但疼痛程度明显减轻；小剂量秋水仙碱或小量的非甾体抗炎药即可预防或控制二次发作；随着发作次数的减少，关节红肿程度明显减轻，关节腔内尿酸盐晶体的数量明显减少。因此二次发作虽然会导致一时之痛，但从长远的治疗效果来看，有利于关节周围及关节腔内尿酸盐晶体的清除，更有利于受累关节的修复。

155. 血尿酸降至正常范围后还需要继续药物治疗吗？

经过降尿酸治疗后血尿酸往往能达到治疗目标，控制在300~360 μmol/L。但是如果不继续服用药物，多数患者血尿酸又会恢复到以前的高水平。这是因为：从来源及排泄来讲，尿酸排泄减少和体内尿酸合成增加是导致血尿酸水平升高的主要原因，饮食控制只能减少体内尿酸合成的原料，使尿酸合成减少，不能改善肾脏对尿酸的排泄，而肾脏对尿酸排泄减少是导致高尿酸血症的主要原因。正确的做法是当血尿酸降至正常后，在医生的指导下，药物逐渐减量，直到找到一个最小维持量，然后长期维持治疗。

156. 合并高血压的痛风性关节炎患者如何选用降压药物？

（1）首选氯沙坦或氨氯地平，这两种药物均有降压和降尿酸双重作用。

（2）次选血管紧张素转化酶抑制剂类药物，如依那普利、福辛普利。

（3）尽量不选β受体阻滞剂，如普萘洛尔、美托洛尔。

（4）坚决不选利尿剂，如呋塞米、氢氯噻嗪、吲达帕胺等。此外，有些复方降压药物中含有上述利尿成分，如复方降压片等，也属不选行列。

157. 有哪些物理疗法可以治疗痛风？

临床实践经验证明，应用光、电、温热、磁场等物理因子治疗痛风有较好的疗效。紫外线、红外线、低能量氦氖激光照射可改善局部血液循环和新陈代谢，且有消炎、止痛和缓解肌肉挛缩的作用。但是，在痛风发作的急性期，尤其是48小时之内，不宜应用可以导致皮温升高、局部血液循环加快的理疗措施，因为此时血液循环加快会加重患者局部肿胀及疼痛感；而在痛风的恢复期，特别是慢性期，适当地运用物理治疗能更好地促进炎症消退及关节功能恢复。在痛风发作的急性期，最简便易行的物理治疗就是冷水冷敷，可以明显缓解疼痛症状，并减少关节滑液的分泌；同时可以加用硫酸镁湿敷，以抑制神经递质的传递和平滑肌收缩，从而使血管平滑肌舒张，促进局部血液循环，过多的组织间液会顺压力流回血管，减轻局部关节肿痛。

158. 痛风的三级预防是什么？

（1）一级预防是针对痛风的危险因素进行预防，预防对象包括痛风患者的直系亲属、体力活动少者、嗜酒者、营养过剩者、肥胖者，以及体检发现血尿酸偏高的高尿酸血症患者。具体内容有：

1）养成良好的饮食习惯，多素少荤，多饮水，忌暴饮暴食，避免营养过剩及肥胖，保持理想体重。

2）戒烟酒。

3）生活中劳逸结合，使脑力活动和体力活动交替进行，并持之以恒。同时生活要有规律及节制，培养乐观主义精神，经常参加文娱及体育活动。

4）定期体检。这对预防痛风非常重要，尤其是40岁以上或肥胖的男性，应每1~2年做一次体检，包括血尿酸测定，以提早发现高尿酸血症。

（2）二级预防是指对已发生痛风的患者做到早诊断，并及时进行全面、系统的治疗，以防止病情加重及并发症的产生。

1）早期确诊的痛风患者，首先应禁食海鲜、浓肉汤、动物内脏等高嘌呤食物。

2）多饮水，每日饮水量应在2000~3000 mL，以保证足够的尿量，从而增加尿酸的溶解及排泄。

3）对红肿、疼痛症状较重的患者，适当应用药物，如秋水仙碱或非甾体抗炎药，以缓解急性期症状。

4）急性期症状缓解后，应进行适当体育锻炼。同时配合多饮水、合理膳食及碱化尿液等措施，可有效预防痛风性肾结石和皮下结节的形成。

（3）三级预防主要是预防痛风并发症的发生和发展，以提高痛风患者的生活质量。痛风肾病是痛风常见的并发症，也是痛风最常见的死亡原因。血尿酸增高是引起痛风肾病的基础，控制血尿酸是预防痛风肾病的前提。

1）服用降尿酸的药物：此药物分两大类，一类是促进尿酸排泄的药物，如苯溴马隆；另一类是抑制尿酸生成的药物，如别嘌醇，但该药有多种副作用，服药期间须定期检查肝、肾功能和血、尿常规，如发现异常应立即停药。

2）控制血压。高血压会引起或者加重肾脏损害，而痛风患者多伴有血压升高，故需严格控制高血压。

3）如有尿路感染，应尽早治疗。

4）调整饮食结构。痛风肾病患者应坚持低盐饮食，以减轻水钠潴留，减轻浮肿；如已有肾功能损害，应将蛋白质摄入量控制在每日每千克体重 0.5~0.8 g。同时选用高生物效价的优质蛋白质，如鸡蛋、牛奶等。

三级预防的要点见图 17。

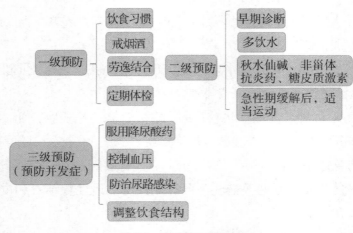

图 17　痛风的三级预防

159. 痛风患者的饮食原则是什么？

营养专家推荐"三少一多"，即低嘌呤、低热量、低脂低盐、多饮水，同时限酒戒烟。

常见食物嘌呤含量参见附录二。

食物来源的嘌呤绝大部分生成尿酸，很少能被机体利用，所以从食物中摄取嘌呤的多少，对尿酸的浓度影响很大，故痛风患者节制饮食中嘌呤的摄入量非常必要。根据 100g 食品中嘌呤的含量大致将食品分为 4 类：

（1）高嘌呤食品（每 100 g 食物嘌呤含量在 100 mg 以上）：主要有动物肝脏、肾脏，浓肉汁、沙丁鱼、啤酒等。

（2）富含嘌呤的食品（每 100 g 食物嘌呤含量 50~100 mg）：主要包括部分鱼类、豆腐、火腿及禽类。

（3）较多嘌呤的食品（每 100 g 食物嘌呤含量 25~50 mg）：主要有燕麦、莲子、四季豆、蘑菇、栗子等。

（4）少含或不含嘌呤食品（每 100 g 食物嘌呤含量 < 25 mg）：主要有奶、蛋、米及面制品和大部分蔬菜。

痛风患者需要定期检测血尿酸，以血尿酸值为依据调节膳食。当血尿酸升高至 480 μmol/L 以上时，痛风随时有发作的可能，此时应禁食高嘌呤食品，严格限制摄入富含嘌呤食品，少吃较多嘌呤的食品；血尿酸降至 380 μmol/L 以下时，可适当放宽富含嘌呤、较多嘌呤的食品的摄入。

食物中嘌呤的含量规律为：动物内脏＞海鲜＞干豆＞坚果＞叶菜＞谷类＞淀粉类和水果。

160. 痛风患者的饮食要注意哪些方面?

痛风算得上是吃出来的病，因而，平素饮食应特别注意。

（1）每天保证 2000 mL 以上的饮水量，最好是白开水，能促进排尿，帮助尿酸排出。

（2）每天吃 750 g 蔬菜，蔬菜中含有大量钾、钙、镁等元素，有利于提高尿液碱性。

（3）随身带一点苏打饼干，苏打食物能起到中和高尿酸的作用。

（4）忌高嘌呤食物：因人体血液中的尿酸来自嘌呤代谢产物，其中有一部分来自食物，所以要控制高嘌呤饮食。如海鲜、动物内脏、浓肉汤、啤酒、豆类等。

（5）忌饮酒：饮酒会使尿酸生成增加，排泄受阻，易诱发痛风，尤其是白酒、啤酒。

（6）忌高蛋白食物：高蛋白食物在体内代谢后易产生尿酸，加重痛风发作。一般情况下蛋白摄入量应控制在每千克体重 1 g，病情严重者应控制在每千克体重 0.8 g 以下，且以植物蛋白为主。

（7）忌多食高脂肪食物：嘌呤在体内堆积过多容易形成肥胖，肥胖又会加重痛风，两者互为因果，形成恶性循环。痛风患者应限制食用肥肉、动物油及油炸食品等容易导致肥胖的食品。

（8）忌多食果糖类食品：有研究显示大量摄取含糖汽水、水果、果汁会增加痛风的患病风险，因其能增加腺嘌呤核苷酸分解，加速尿酸形成，从而加重病情。

（9）忌辛辣刺激食物：痛风与交感神经兴奋密切相关，因此辣椒、胡椒、浓茶、咖喱等刺激性食物应尽量少食。

痛风患者烹饪食品时，应尽量少煎、炸，多清蒸、煮。烹饪肉类、海鲜时，最好放入清水煮好后弃汤食之，这样大约有 50% 的嘌呤溶解在汤里，可以减少嘌呤的摄入量。

161. 痛风患者的饮水原则是什么？

痛风患者应多饮水，并且要主动饮水，尽可能做到每小时饮水 1 杯，保证每日饮水量在 2000~3000 mL，以增加排尿量（最好每天保持 1500 mL 左右的尿量），促进尿酸排泄及避免尿路结石形成。

痛风患者最好饮用白开水，因为自来水偏碱性，有利于尿酸溶解。而纯净水大部分呈弱酸性，长期大量饮用易造成尿酸析出，沉积成尿酸结石，诱发痛风。

162. 痛风患者能饮酒吗？

饮酒会抑制尿酸排泄，使血尿酸增高，诱导痛风急性发作。一方面酒精是高热量食品，大量饮用导致尿酸生成增加；另一方面因为酒精在代谢过程中会使血乳酸浓度升高，酮体集聚，血乳酸水平持续大于 2.22~2.78 μmol/L，则肾脏对尿酸的排泄量明显减少，肾脏负担加重，容易引起泌尿系统结石。

高尿酸血症及痛风患者应严格限制酒精摄入，尤其应避免啤酒摄入。一项为期 12 年的研究成果显示，对 5 万名健康男性追踪观察 12 年，每日摄入酒精 10.0~14.9 g 的人群发生痛风的相对危险性是禁酒人群的 1.32 倍，而每日摄入酒精 50 g 的人群则增至 2.53 倍。另外有研究显示，葡萄酒与高尿酸没有明显相关性，适量饮葡萄酒不增加痛风的风险。

163. 痛风患者可以喝牛奶吗?

痛风患者饮食以低嘌呤食物为主,动物内脏、骨髓、海味、鱼虾类等含嘌呤丰富的食物不要吃。但牛奶中的嘌呤含量很少,是可以喝的。

164. 痛风患者可以喝酸奶吗?

痛风患者可以饮用牛奶,但酸奶并不适宜饮用。因为酸奶中含有较多的乳酸,乳酸会影响肾脏排泄尿酸,对痛风不利,所以痛风患者不能喝酸奶。

165. 痛风患者可以喝含糖饮料吗?

含糖饮料可显著提高血尿酸水平,提高作用甚至与啤酒相当。其主要机制为:一方面果糖在肝脏内代谢消耗大量的三磷酸腺苷,增加了嘌呤代谢的原材料;另一方面,果糖可导致胰岛素抵抗,间接导致血尿酸的排泄减少。含糖饮料不仅对痛风患者不利,同时增加代谢综合征的发病率,所以不推荐痛风患者饮用。

166. 无症状高尿酸血症患者怎样饮食调理?

一般认为无症状高尿酸血症不需要药物治疗,只需调整饮食,避免肥胖、过劳、酗酒、精神刺激等。饮食调理:每日饮水 2000 mL 以上,平日应以牛奶、鸡蛋、面、米、水果、白菜、黄瓜等低嘌呤食物为主。适量进食嘌呤含量中等的食物,如牛肉、猪肉、羊肉、菠菜、豌豆、蘑菇、扁豆、花生等；对于肉类食物可先煮，再弃汤烹食，能减少嘌呤含量。禁食高嘌呤食物，如动物内脏、肉汤、凤尾鱼、鱼子、小虾、沙丁鱼等。调查证明，涮一次火锅比一顿正餐摄入的嘌呤量高 10 倍；辛辣等刺激性食物也不宜多吃；还要下决心戒酒，1 瓶啤酒可使血尿酸升高 1 倍；避免暴饮暴食或饥饿。痛风患者应避免饮用刺激性的饮料，一些碱性饮料，如可乐、雪碧、汽水等虽然偏碱性，但含有较多糖分，应限制摄入量。

167. 痛风患者可以喝茶吗？

茶叶中含有多种抗氧化剂，包括类黄酮、儿茶素、茶红素和茶黄素。有研究报道，绿茶提取物可降低动物血尿酸水平。因此，在人体内类似的作用可能会影响高尿酸血症或痛风的患病率，但目前的流行病学研究仍不清楚。最近，一项观察性研究表明，喝茶似乎与血尿酸水平、高尿酸血症及痛风的风险无关。但是，少数研究分析发现，喝绿茶可能与血尿酸水平呈正相关。需要更多规范设计的前瞻性队列研究进一步详细阐述这些问题。

茶叶在体内代谢可生成甲基尿酸盐，它不同于尿酸盐，不会产生痛风石。但是浓茶可以兴奋自主神经，长期饮用浓茶有可能会使血尿酸水平升高，从而诱发痛风。因此，建议痛风患者最好饮用白开水，若饮用茶则以淡茶水为宜。

168. 痛风患者可以喝咖啡吗？

有研究表明，增加每日咖啡摄入量可明显降低血液中尿酸的水平，与不喝咖啡的人相比，每日饮用 4~5 杯咖啡的人痛风发病率可降低 40%。由此可见，喝咖啡有一定的预防痛风作用。但不提倡以喝咖啡来预防痛风。

169. 痛风患者可以吃豆类吗？

豆类一般可以吃，除非它确实曾引起过您的痛风发作。统计发现，在所有引起痛风发作的诱因中，以啤酒最为常见（占60%），其次为海产品（18%）、内脏食物（14%），而豆类制品几乎很少引起发作（2%）。一些检测结果显示，豆类的嘌呤含量除黄豆、黑豆外都较低，即便是黄豆，其嘌呤含量其实比一些海产品、动物内脏低许多。

170. 痛风患者应选用什么样的蛋白质？

摄食过多蛋白质，可使内生性尿酸增加，但蛋白质在体内具有特殊作用，是人体必需的营养素，故应适当限制蛋白质摄入。痛风患者应主要选用牛奶、奶酪、脱脂奶粉和蛋类的蛋白部分。因为它们既是富含必需氨基酸的优质蛋白，能够满足组织代谢的需要，又含嘌呤甚少，对痛风患者几乎不产生不良影响。

171. 痛风患者宜选食粗粮还是细粮？

痛风患者每日主食应当以细粮、精粮为主，因为各种粗粮中的嘌呤含量明显高于细粮。这一点同糖尿病患者恰好相反，糖尿病患者饮食宜以膳食纤维含量较高的粗粮为主。如果痛风患者合并有糖尿病，主食则仍以细粮、精粮为主，同时以蔬菜代替纤维类主食。

172. 痛风性关节炎患者是否绝对不能吃海鲜、肉类了?

痛风是一种代谢性疾病，能控制，很难根治，因此饮食和运动是痛风患者需要时刻注意的问题，但并不等于说终生与酒肉无缘，只能靠"吃糠咽菜"艰难度日。痛风患者在急性期应严格控制嘌呤的摄入，尽可能远离酒肉，因为在此阶段机体处于易损期，尿酸易形成结晶在体内沉积，大量摄入高嘌呤食物会引起血尿酸骤然升高，大量尿酸盐在关节腔内沉积，进一步加重急性痛风性关节炎的症状，促进痛风性关节炎由急性转为慢性。急性期过后，痛风性关节炎进入缓解期，此期患者血尿酸水平会有所升高，但机体对尿酸的耐受能力也有所增强，此时治疗的重点是尽可能将血尿酸控制在平均值以内，即男性血尿酸水平应小于 300 μmol/L，女性应小于 200 μmol/L，如果尿酸维持在该水平，则患者饮食控制可适当放宽，可选择虾、螃蟹、乌贼等中等嘌呤含量的海产品及牛肉、羊肉、猪肉等肉食品，只是不能多吃。如果患者痛风性关节炎长期迁延不愈，更应严格将血尿酸控制在上述范围，遵循上述饮食原则。

173. 痛风患者能吃水果吗?

水果含有果糖，短期内大量摄入果糖，在体内分解代谢会产生大量尿酸，从而引起痛风发作。因此，果汁饮料每日饮用不可超过 500 mL；水果虽然含有果糖，但只要不过量就不会诱发痛风，建议每天食用水果 200~400 g，每天超过 1000 g 则会增加患痛风的风险。

水果中的嘌呤含量较低，其主要成分为水分、糖类、维生素、纤维素及蛋白质和少量矿物质。对于痛风患者来说，每日进食适量水果，不会影响病情，也不会引起痛风发作。但对于痛风合并糖尿病的患者，水果则应限制摄入，以下是痛风患者适宜食用的水果。

第一选择就是樱桃。樱桃有"水果中的钻石"之美誉，性温，味甘、微酸，入肝、脾经，有补中益气、祛风利湿的功效。樱桃含有丰富的花青素及维生素 E 等，这些均是很好的抗氧化剂，可以促进血液循环，有助于尿酸排泄，能缓解因痛风性关节炎等引起的不适。一般痛风性关节炎的患者，食用樱桃几天便能起到消肿、减轻疼痛的作用。

梨：梨有"天然矿泉水"之称，属碱性食物，性凉，味甘、微酸，具有养阴清热、生津化痰、清喉降火、解毒醒酒的功效。梨中含有丰富的维生素，能减轻疲劳，增强心肌活力，而且梨基本不含嘌呤。

苹果：苹果属碱性食物，并含有较多的钾盐，基本不含嘌呤，适用于急性和慢性痛风患者。苹果中含果胶及黄酮类物质，具有降低胆固醇的作用。

柚子：新鲜的柚子具有解热、消炎、止痛的效果，而且新鲜的柚肉中含有类似胰岛素的成分，痛风合并糖尿病的患者也可食用。

西瓜：西瓜属低嘌呤食物，具有清热解暑、利小便的作用，西瓜皮的利尿作用很强，急性期的痛风患者食用，有利于尿酸排泄。

木瓜：味酸、性温，归肝、脾经，可抑制成纤维样滑膜细胞的增殖和炎症反应，保护关节滑膜，改善痛风发作的症状。

猕猴桃：有利于尿酸的排泄，起到降尿酸的作用。

草莓：富含维生素 C，有利于尿酸的排泄。

另外，许多水果如橘子、荔枝、桂圆等都是碱性水果，味道鲜美，不仅可以补充维生素，而且含丰富的纤维素，可增加肠道蠕动，有利于粪便排泄，增加尿酸的排出，从而达到防治痛风的目的。

174. 痛风患者不宜吃哪些蔬菜？

很多痛风患者都知道多吃素少吃荤，但事实上有些蔬菜对于痛风患者也是不宜多吃的。根据测试，豆苗、黄豆芽、绿豆芽、芦笋、香菇，这几种蔬菜中，每 100 g 含嘌呤高达 150~500 mg，属于高嘌呤食物，其嘌呤的含量与带鱼、鸡汤、肉汤、鸭汤、海鳗、沙丁鱼、干贝、乌鱼、动物肝等相仿，而高于虾、蟹、牛肉、羊肉、豆制品等。

175. 痛风患者适宜吃哪些蔬菜？

大白菜：对于痛风缓解期的患者，食用大白菜有助于尿酸排泄。大白菜含有丰富的钾及维生素C，基本不含嘌呤，具有利尿通便、养胃生津、增强免疫力的功能。

冬瓜：冬瓜对于痛风患者而言是宜长食之品，属于低嘌呤食物，而且含有丰富的水分及维生素C，具有利小便、解热解毒、祛湿解暑功效。

西蓝花：西蓝花属于高钾、低钠、低热量、低脂食品，适宜痛风患者食用，而且高钾食物有利于减少尿酸沉淀、促进尿酸排泄。

黄瓜：黄瓜清香多汁，含有丰富的钾，具有利水消肿、生津止渴、清热解毒的作用，对于尿酸偏高的患者有利于排泄多余的尿酸。

苦瓜：苦瓜是低嘌呤食物，具有润脾补肾、清暑泄热等作用，且其含有的苦瓜皂苷成分具有降血糖、降血脂、调节内分泌及提升免疫力的功能，对于痛风病合并糖尿病的患者尤为适宜。

白萝卜：《本草纲目》中称萝卜为"蔬中最有利者"，"甚利关节"，"行风气、去邪热"。其含嘌呤少，具有利尿散瘀之功效。

土豆：土豆具有解毒消肿、补脾益气、和胃调中之功效，基本不含嘌呤，富含大量的维生素 C 及钾，具有利尿及碱化尿液的功效。

芹菜：痛风急性期患者及血尿酸偏高的患者宜食用。芹菜属于高钾食品，基本不含嘌呤，丰富的钾元素有利于预防水肿。

卷心菜：能"利关节、通经络中结气"，嘌呤含量少，富含维生素 C、钾、维生素 K 等，有健脾养胃、强壮筋骨、清热利水之功效。

南瓜：适用于慢性痛风性关节炎及痛风合并肥胖者。南瓜是低嘌呤、低脂肪食物，含有丰富的果胶、蛋白质，B 族维生素等，具有除湿、止泻、益气之功效。

176. 痛风常见的食疗方有哪些？

（1）萝柏汤：萝卜 250 g，柏子仁 30 g。将萝卜洗净切丝，用植物油煸炒后，加入柏子仁及水 500 mL，同煮至熟，酌加入少许盐调味，即可食用。本方可预防痛风发作。

（2）半夏薤白粥：怀山药 100 g，薤白 10 g，粳米 50 g，清半夏 30 g，白糖适量。先将粳米洗净，加入切细的怀山药和洗净的半夏、薤白共煮，熟后加入白糖食之。每日 1 剂。适用于痛风气虚痰阻者。

（3）红莲山药糕：白芥子 5 g（研末），莲子粉 100 g，怀山药 200 g，陈皮丝 5 g，红枣肉 200 g。先将怀山药去皮切片，再将枣肉捣碎，与莲子粉、白芥子粉、陈皮丝共加水适量，调和均匀，蒸糕作早餐用，每次 50~100 g。适用于脾胃气虚型高尿酸血症者。

（4）乌梅茶：乌梅 8 枚，红糖适量。将乌梅加水适量，先煮片刻，再加入红糖，代茶饮，每日1剂。乌梅是碱性食品，对痛风患者有裨益。适用于各型痛风。

（5）赤豆薏仁粥：赤小豆、薏苡仁各50g。将上药加水适量，熬粥服食，每日1剂。有促排尿酸作用，适用于高尿酸血症者。

（6）土茯苓粥：土茯苓30g，粳米50g。将土茯苓加水适量，煎取药液，用药液煮粳米粥食之。每日1剂，经常食用。适合高尿酸血症者。

（7）桃仁粥：桃仁15g，粳米150g。先将桃仁捣烂如泥，加水适量研汁，去渣，再加入粳米煮粥食之。每日1剂。可滋补肝肾，活血祛瘀。适用于瘀血痰浊痹阻型痛风。

（8）薏苡茯苓粥：薏苡仁150g，粳米250g，茯苓粉50g。前二味煮至将烂时加入茯苓粉再煮成粥。分次食用。适用于痛风属脾虚湿痹者。

（9）薏苡山药枸杞粥：薏苡仁60g，怀山药30g，枸杞子30g，芡实15g，粳米100g。将前四味用清水适量浸泡2~3小时，加入粳米，共煮成稠粥，分次食用。适用于痛风慢性期脾虚、肝肾不足者。

（10）五色梅煮鸡蛋：鲜五色梅根10~20g，青壳鸡蛋1枚，水、酒（各半）适量，煮1小时后饮汤食鸡蛋，有活血止痛之效。

（11）牛膝粥：牛膝茎叶20g，粳米100g。牛膝加水200mL，煎至100mL，去渣留汁，入粳米再加水约500mL，煮成稀粥。功效：健脾祛湿止痛。每日早晚温热顿服，10日为1个疗程。

（12）葡萄粥：鲜葡萄30g，粳米50g。粳米加水如常法煮粥，粥半熟未稠时，把洗净的葡萄粒加入，再煮至粥稠即可。功效：补肝肾，益气血。早晚分食，有促尿酸排出的作用。

（13）栗子粥：栗子粉30g，糯米50g（小儿减半）。栗子粉与糯米加水 400 mL，放砂锅内用文火煮成稠粥。每日早晚温热顿服。功效：健脾胃，壮筋骨。适用于慢性痛风者。

（14）首乌粥：何首乌粉 25 g，粳米 50 g，白糖适量。先将粳米加水煮粥，粥半熟时调入首乌粉，边煮边搅匀，至黏稠时即可，加白糖调味。每日早晚温热顿服。功效：补益肝肾，健脾和胃。适用于慢性痛风者。

（15）薏米防风茶：生薏苡仁 30 g，防风 10 g。以上二者加水煮熬，去渣取汁。代茶饮，每日 1~2 剂，连饮 1 周。功效：祛风除湿，通络宣痹。适用于慢性痛风者，有一定的降尿酸作用。

（16）木瓜粥：鲜木瓜 1 个或干木瓜片 20 g，粳米 50 g。木瓜剖切后加水 200 mL，煎至 100 mL，去渣取汁，入粳米，再加水 400 mL 左右，煮为稀粥。每日分 2~3 次温热服食。功效：健胃祛湿，舒筋通络。

（17）珍珠母粥：珍珠母 120 g，粳米 50 g。把珍珠母置入 2 L 水中先煎取汁，再用汁煮米成粥，调味食之。能祛风、镇静、止痛。

（18）海蜇荸荠汤：海蜇头 60 g，荸荠 30 g。先将海蜇头漂洗去咸味，再与荸荠同煮饮汤。海蜇、荸荠调味食之。海蜇有清热解毒、化痰软坚、降压消肿之功效，而且是海鲜中嘌呤含量较低的食品，可凉血解毒、利尿通便、祛痰；荸荠水煎汤汁能利尿排淋，对加速尿酸排出有益。

（19）百合薏米粥：干百合、薏苡仁、粳米各 60 g。将上述三味洗净后放锅中煮粥，每日分中、晚两次服完，为痛风患者主食（其他应按痛风患者营养治疗原则进行）。连续服用，每日 1 剂。症状改善后仍须坚持，每周至少 1~2 次，以防痛风复发。

（20）黄芪大枣炖黄鳝：黄鳝150 g，大枣15枚，黄芪30 g，生姜、料酒各少许。黄鳝洗净，去头尾及内脏，切段，同大枣、黄芪共入锅中，加水适量及生姜、料酒少许，煮沸后小火再煮20分钟，调味即可。吃黄鳝、大枣，喝汤。每日1剂，连服7~10日为1个疗程。用于慢性痛风气血亏虚者。

（21）竹叶茅根茶：鲜竹叶、白茅根各10g。鲜竹叶和白茅根洗净后，放入保温杯中，以沸水冲泡30分钟，代茶饮。能利尿，防痛风合并肾结石。

（22）土茯苓薏仁汤：土茯苓60g，薏苡仁30g。二者水煎取汁，每日3次服食。功效：清热化湿，通络止痛。适用于湿热痹阻之痛风，临床表现为起病急骤，关节红、肿、热、痛，可有发热，口干苦，尿黄，舌苔黄腻，脉滑数。

（23）桑枝薏米南瓜汤：桑枝10g，薏苡仁30g，南瓜250g，葱末、姜末、盐各3g。南瓜洗净，去蒂、皮，切片。薏苡仁、桑枝入砂锅，水煎后取汁，入南瓜片、葱、姜、盐，加适量水，文火煨煮至南瓜熟即可。佐餐食用。功效：清热化湿，通络止痛。适用于湿热痹阻之痛风。

（24）五加皮糯米酒：五加皮50~100g，糯米500~1000g。将五加皮洗净，加水泡透煎煮，每30分钟取煮液1次，共煮取2次；再将煎液与糯米煮饭，待冷却后加酒曲适量，发酵成为酒酿。每日随意佐餐饮用。功效：健脾利湿，散寒通络。适用于寒湿阻络之痛风，临床表现为关节严重肿痛，痛处固定，遇温则减，遇寒则剧，关节屈伸不利，或见溃破处有白色尿酸盐结晶溢出，神疲乏力，纳差，便溏，舌淡、苔白腻，脉濡缓。

（25）干姜茯枣粥：干姜6g，茯苓15g，大枣5枚，粳米100g，红糖适量。干姜、茯苓、大枣水煎取汁，入粳米煮粥，再调入适量红糖，佐餐服食。功效：健脾利湿，散寒通络。适用于寒湿阻络之痛风。

（26）木瓜陈皮粥：木瓜、陈皮、丝瓜络各5g，粳米50g，冰糖适量。木瓜、陈皮、丝瓜络煎取汁，入粳米煮成粥，加冰糖稍煮即可，佐餐食用。功效：健脾利湿，散寒通络。适用于寒湿阻络之痛风。

（27）苦瓜胡萝卜煎蛋：鸡蛋2个，胡萝卜1根，苦瓜半根，盐、葱少许。苦瓜去瓤、切丁，胡萝卜切丁，葱切碎。鸡蛋打散，加入苦瓜丁、胡萝卜丁和葱、盐。锅内加油，转动锅使油铺满锅底，倒入蛋液，小火加热，翻面煎熟。

（28）红豆白菜汤：红豆50g，白菜150g。白菜洗净，红豆用水浸泡一晚。取汤锅加入适量的水煮开后，下适量生姜，再放入白菜及红豆熬煮，加入盐调味即可。

（29）黄瓜玉米粥：大米30g，黄瓜小半根，玉米粒适量。黄瓜切丁，准备一锅清水，煮开，加入浸泡半小时的大米及玉米粒。大火煮开，转小火细细慢煮。待米粥8分熟时，加入黄瓜丁，开大火，用勺子同方向不断搅动，防止粘锅。至粥黏稠香浓即可。

（30）胡萝卜橙子苹果汁：胡萝卜1根，橙子1个，苹果1个，凉白开水350mL。胡萝卜、橙子、苹果洗净去皮切块，倒入料理机中，加入凉白开水，打成糊状倒入杯中即可。

（31）雪梨红枣山药粥：大米10g，小米10g，梨半个，燕麦5g，红枣3枚，山药适量。大米、小米洗净浸泡20分钟，梨去皮切片。大米、小米加水下锅大火烧开，小火熬煮。煮20分钟后加入燕麦，再煮20分钟后加入山药。山药熟后加入红枣，最后加入梨，搅拌即可。

177. 痛风合并高血压患者应该怎样饮食？

痛风患者常并发高血压，那么痛风合并高血压的患者应该怎样吃呢？

（1）清淡饮食：饮食清淡有利于降低血压。对治疗有益的食物有冬瓜、芹菜、芝麻、核桃、柚子、苹果、丝瓜、胡萝卜、香蕉等。

（2）多吃碱性的食物：如葫芦、黄瓜、山楂、菊花、玉米、杏仁、柿子、西瓜、茄子、洋葱等。可使尿液偏碱性，利于结石溶解，防止结石再生。

（3）适量摄入蛋白质：可以适当吃一些鱼肉，每周2~3次为宜。鱼肉中含有丰富的蛋氨酸和牛磺酸，对血压有调节作用，可以使尿液中钠排出量增加，从而达到降压的目的。

（4）限制钠的摄入量：摄入盐量过多，会使小动脉痉挛，致血压升高。适当减少盐的摄入，有助于降低血压，减少体内水钠潴留。高血压患者每天的盐量应控制在 3 g 以内。咸菜、腐乳、皮蛋、虾米等含钠较高，尽量少吃或不吃。

（5）增加含钾的食物：含钾的食物可以对抗钠引起的升压和血管损伤作用，减少尿酸沉淀。含钾丰富的食物有瘦肉、香蕉、猕猴桃、菠萝、柑橘、葡萄、红枣、土豆、西蓝花、豆类（除黄豆外）等。

178. 痛风合并高脂血症患者应怎样饮食？

痛风合并高脂血症患者在饮食调护方面应注意以下几点。

（1）控制胆固醇的摄入：应忌食含胆固醇高的食物，如动物内脏、蛋黄、鱿鱼等。

（2）减少碳水化合物的摄入：不要吃过多甜食，糖可以转化为甘油三酯。可食用小米、燕麦等含糖量较少的食物。

（3）减少脂肪的摄入：少吃富含饱和脂肪酸的食物，烹饪时可选用富含不饱和脂肪酸的油，如橄榄油、花生油、玉米油等。

少吃油脂含量高的点心、蛋糕、巧克力、冰激凌等。

（4）高纤维饮食：富含膳食纤维的食物如木耳、蔬菜茎部、燕麦等。

179. 痛风合并糖尿病患者应怎样饮食？

应坚持糖尿病的饮食原则，均衡膳食，适当限制高热量食物，控制血糖，适当限制蛋白质摄入，减少盐的摄入。糖尿病合并痛风的患者，适当补充富含钙、锌、铁等元素的食物，对疾病康复有益。在饮食调护方面应注意以下几点。

（1）控制糖类：控制糖类的摄入量，同时可选择一些有抑制糖的吸收、合成及促进葡萄糖氧化作用的食物，如南瓜、韭菜、萝卜、卷心菜、魔芋等。

（2）低胆固醇：不吃富含胆固醇的食物，如蛋黄、鱼子、蟹黄、动物内脏等，多吃富含维生素C和烟酰胺的食物，促进胆固醇的转化。

（3）增加富含膳食纤维的食物：膳食纤维可增强糖尿病患者对胰岛素的敏感性，降低血糖，促进脂肪分解，改善糖耐量。富含膳食纤维的食物如果胶、坚果、蔬菜等。

（4）控制蛋白的摄入：蛋白质控制在总热量的20%左右为宜，可选用瘦肉，注意炖、煮后弃汤，因为汤中含有大量的胆固醇、饱和脂肪酸及嘌呤等。正常情况下每天蛋白质的摄入量为60 g。

（5）控制盐的摄入：每日盐摄入量要控制在6 g以下，饭菜宜清淡。

（6）戒酒：少数服磺脲类降糖药的患者，饮酒后易出现心慌、气短、面颊红等反应。用胰岛素的患者空腹饮酒还易引起低血糖。

180. 痛风合并肾病患者应怎样饮食？

合理的饮食可改善肾病的症状，控制病情发展。痛风并发肾病的患者应注意以下几点。

（1）限制盐和水分的摄入量：每日饮水量不宜超过1200 mL，少吃含钠高的食物，如咸蛋、咸菜、腐乳、酱菜等，每日盐的摄入应限制在 2~3 g。

（2）多吃清淡、有利尿作用的食物：如鲫鱼、西瓜、冬瓜、赤小豆、绿豆等。

（3）多吃维生素丰富的食物：新鲜的蔬菜和水果属于碱性食物，既能供给多种维生素，还可以促进肾脏功能恢复。

（4）控制脂肪的摄入：减少动物脂肪及其他富含胆固醇食物的摄入，如蛋黄、肥肉、动物内脏等。

181. 无症状高尿酸血症的运动调理知多少？

一般认为无症状高尿酸血症不需要药物治疗，只需在调整饮食，避免肥胖、过劳、酗酒、精神刺激等前提下，积极参加体育锻炼。运动时不可过量，禁止剧烈运动如踢足球、快跑、滑冰、登山等。保持理想体重，超重或肥胖者应积极控制体重，但降低体重也应循序渐进，否则易导致痛风急性发作。

182. 痛风性关节炎患者适合运动吗？

生命在于运动，运动能调节机体的功能，同样也能促进尿酸排泄。但对于痛风患者而言，不恰当的运动会诱发和加重痛风。

这是因为：

（1）运动后，大汗淋漓使血液浓缩，尿量减少，而尿酸主要通过肾脏排出体外。水和钠是汗液的主要成分，汗液中的尿酸含量极微，因此出汗越多，尿量越少，血尿酸水平越高。

（2）剧烈运动后乳酸产生增加，乳酸抑制肾脏尿酸排泄，导致血尿酸水平升高。

（3）受累、受伤和受寒是痛风发作的常见诱因，关节部位的劳累和受伤易诱发痛风。因此，痛风患者在选择运动方式和运动时间时，一定要尽可能避开关节容易受累、受伤的运动形式，尽可能地保护好关节。运动过程中和运动后要及时补充水分，保证充足的尿量，以利于尿酸从肾脏排出。

痛风性关节炎患者急性发作期应卧床休息，抬高患处15°~30°，减少压迫，并尽量减少关节活动，直至缓解后72小时开始恢复活动。缓解期可进行少量或中等量的有氧运动，因为有氧运动比无氧运动更能促进脂肪的燃烧，减轻胰岛素的抵抗性，而且有氧运动不会引起血尿酸的增高。如散步、慢跑、跳绳、骑自行车、打乒乓球、打太极拳等都可进行。但应避免剧烈运动。剧烈运动时，机体新陈代谢增加，尿酸生成增加，同时体内也产生较多的乳酸，影响肾脏排泄尿酸，易诱发痛风。再者剧烈运动易造成关节、韧带损伤，尿酸盐结晶容易在损伤处沉积，诱发痛风性关节炎。

183. 痛风患者运动前应做哪些准备？

运动前，痛风患者要咨询医生，充分了解自己的病情。检查血尿酸、血压、血糖、血脂，以了解自己身体的代谢状态。有条件的话，还可以检查心、肺功能及眼底等。身体条件允许的情况下，再根据个人兴趣选择适合自己的运动方式和运动量。

若选择饭后运动，运动前最好选择低嘌呤和偏碱性的食物，而且不宜吃得过饱，或者在餐后服用 2 片碳酸氢钠中和一下体液的酸性。因为运动过程中，体内的乳酸增多，体液呈酸性状态，此时摄入高嘌呤和酸性食物容易引起痛风性关节炎的急性发作。

若选择空腹运动，运动前可以吃少量水果，或者适当喝些蜂蜜水，以补充能量。但血糖高、胃酸分泌较多的人慎用。

184. 不同年龄的痛风患者应如何选择运动？

按年龄来分，35 岁以下的痛风患者可以选择匀速中长跑及打篮球、羽毛球、排球等运动强度稍高一点的非竞赛运动。年龄在 35~40 岁者可选择快走、慢跑、游泳、跳绳、踢毽子、打乒乓球等非竞赛类运动。45~55 岁者可选择快走、原地节奏跑、打太极拳、跳舞、慢跑等运动形式。55~65 岁的患者，尽量以打太极拳、练气功、慢跑、踢毽子、打门球等运动形式为主。65 岁以上者，应适当减少运动时间和运动强度，以有节律地持续活动四肢的有氧运动为主。总之，痛风患者要根据自己的病程、身体素质和日常运动习惯制订适合自己的运动计划。

185. 如何判断运动量是适宜的？

痛风患者可以根据自我感受简易判断运动是否适量。中等强度运动是运动后呼吸和心跳略有加快，有点喘息，但还能够与人正常交谈，身体微微出汗，并有一定的疲劳感和乏力感，但可在短时间内得以恢复，次日体力充沛。过大的运动量是在运动后出大汗、胸闷气短，非常疲乏，休息 15 分钟脉搏仍未恢复，次日周身乏力。不足的运动量是运动后无汗，无发热感，脉率无变化或休息 2 分钟内恢复。平时不怎么运动的患者在运动过程中，要从小运动量开始，循序渐进，关键在于坚持不懈。

186. 痛风患者运动过程中应注意什么？

由于出汗，运动者通常排尿次数减少，体内的水分主要通过汗腺排出，汗液中虽有少量尿酸，但是容易影响体内尿酸通过肾脏的排泄。如果适当加大水分的补充量，增加排尿次数以增加尿酸排出，对于痛风患者是有益的。进行至少 30 分钟的运动时，应及时补充水分，通常每隔 15 分钟补充 150~300 mL 水，少量分次，小口慢喝，不宜暴饮。

运动量要适中，控制心率为170次/分（有氧运动最大适宜心率）。

运动要循序渐进，首次运动时间 15 分钟；保持 2 周后增加到 30 分钟；再过 2 周增加到 45 分钟，可一直保持。因故暂停运动后重新开始运动要重新计算运动时间。

每周运动 5 次以上即可。

187. 痛风患者什么时间运动最好？

体育锻炼的最佳时间是午睡后至晚饭前。清晨起床时人体的肌肉、关节及内脏均处于功能低下状态，容易造成急、慢性损伤。清晨人体血液黏性最高，此时锻炼，出汗造成水分消耗，血液更为黏稠，容易发生心脑血管意外。此外，清晨空气中的二氧化碳含量比下午高，加上太阳未出来前空气中的有害物质及病原微生物密度较高，对人体不利。

188. 痛风患者什么情况下应限制运动？

痛风急性发作未控制的患者，应绝对禁止运动。老年痛风患者有下列情况之一的，应绝对禁止运动：各种急性感染，肝、肾功能衰竭，心力衰竭，轻度活动即发生心绞痛，新发生的心肌梗死，心室壁瘤，心律失常，最近发作的血管栓塞，由肺心病引起的严重通气障碍，未控制的高血压以及并发严重足部坏疽，痛风肾病及肾功能不全等。

下列情况属运动疗法的相对禁忌证：代偿性心瓣膜疾病，运动后加重的心律失常，左束支传导阻滞，装有心脏起搏器，有严重的静脉曲张，过去曾有血栓性静脉炎者，神经肌肉疾病或关节畸形有加重趋势者，最近有短暂性脑缺血者，极度肥胖者，服用某些药物如洋地黄制剂及 β 受体阻滞剂者等。

189. 痛风患者运动后可补充哪些食物？

由于运动过程中消耗体内大量的糖分、脂肪和蛋白质，从而产生较多的乳酸，体液短期内呈酸性状态，运动后会感觉到肌肉酸痛、疲劳和倦怠，这对于痛风患者来说是非常不利的。因此运动后的第一餐，应适当补充糖分，食用碱性、低嘌呤的清淡饮食，例如面包、苏打饼干、牛奶、水果、蔬菜、鸡蛋等。切忌进食高嘌呤食物，如啤酒、海鲜、动物内脏、凤尾鱼、沙丁鱼、鱼子和酵母等。

190. 痛风合并糖尿病患者应怎样运动？

痛风合并糖尿病的患者，在胰岛素作用最强时，即上午 11 时不宜进行体育锻炼。如果参加体育锻炼，必须掌握好临时加餐的方法，防止发生低血糖反应。注射胰岛素者，在注射后及吃饭前应避免运动。此类患者身体一般都比较虚弱，因此应从短时间的轻微活动开始，循序渐进，逐渐增加运动量。

191. 痛风合并周围血管疾病患者应怎样运动？

痛风合并周围血管疾病的患者应注意运动时选择软底、宽松的鞋，运动后温水洗脚防感染，并且选择易坚持的运动方式。步行可以促进下肢血液循环，改善局部症状，但是行走的速度和距离应因人而异，一般以不产生下肢疼痛为原则。当下肢静脉新近发生栓塞，皮肤有感染、坏疽时应禁止运动，防止加重病情。

192. 痛风患者日常起居应注意什么？

痛风患者日常应注意起居规律，饮食节制，心情开朗，保持身心健康。

定时：即定时起床、定时进餐、定时运动、定时睡眠，养成规律的作息习惯，使机体代谢保持最佳状态。

定量：首先，饮食应定量，一日三餐分配原则是 1/5、2/5 和 2/5，每日进食量要保持一致，不可随意加减；其次，运动也要定量，要注意运动的规律性、稳定性和持续性。依据劳动强度调整饮食。

戒烟酒：一方面，酒类属于高嘌呤食物，可以导致外源性的血尿酸水平增高；另一方面，过量饮酒可以在体内产生大量乳酸，会抑制肾脏对尿酸的排泄。除此以外，痛风患者本身就存在脂质代谢紊乱，饮酒可加重损害。而吸烟会兴奋交感神经，使心跳加快，血压升高，加重冠状动脉和下肢小动脉的痉挛，导致缺血缺氧，诱发或加重心绞痛及下肢血管病变。所以痛风患者必须戒除烟酒。

养成良好的卫生习惯：痛风患者长期代谢紊乱，机体抵抗力差，易受细菌或病毒侵犯。一旦感染则不易痊愈，且易加重病情，甚至诱发并发症。因此，痛风患者必须讲究饮食卫生，防止病从口入。经常洗澡、换衣，防止皮肤感染。经常检查自己的皮肤有无皮疹，检查足部有无外伤，穿鞋要宽松舒适。

193. 痛风合并肥胖者该如何减肥？

痛风合并肥胖者要减肥，首先要通过控制饮食、加强锻炼达到减肥目的。减肥不能操之过急，脂肪组织若分解过快可使乳酸生成过多，这样反而抑制尿酸排泄，诱发痛风。一般认为减肥以15 天至 1 个月减轻 2 kg 体重为宜。

194. 痛风患者怎样预防尿路感染的发生？

痛风患者日常生活中应注意多摄取水分，以利于尿酸的排泄，防止尿酸盐在体内结晶。同时应监测尿液的 pH 值，使尿 pH 值保持在 6.5~7.0 最好，这样既可避免尿酸在尿液呈酸性时难以溶解，又可避免尿液偏碱性时钙质不易溶解，出现钙结石。

痛风患者如果合并泌尿系统感染，容易导致尿酸结石的形成。泌尿系统畸形，如双肾盂、输尿管扭曲、马蹄肾等，均可导致排尿不畅、尿潴留或者肾盂积水，使尿酸盐沉积而形成结石或者高尿酸血症肾病。因此，痛风患者应积极防治泌尿系统感染，尤其是泌尿系统畸形者，更应做好尿道护理。

195. 痛风患者日常怎样做好足部护理？

由于痛风好发于足部，因此要做好足部护理，以免发生损伤或受寒，引发关节疼痛和畸形。

首先，选择宽松舒适的鞋袜，尽量避免外伤和感染，注意检查足部是否有破损、水疱、皮肤皲裂等，如有红、肿、热、痛等症状应及时就医。其次，应避免受寒和过度劳累，足部受寒导致尿酸盐结晶更易析出而脱落到关节腔内，引发痛风性关节炎的急性发作。每晚用40℃以下的温水洗脚，避免使用肥皂，浸泡不能超过10分钟，洗后用柔软吸水的毛巾擦干。对皮肤干燥者，可涂抹乳膏类外用药如维生素E软膏、尿素乳膏等；多汗者可用少量滑石粉或爽身粉撒在趾间或者鞋袜内。

196. 痛风康复过程中有哪些注意要点？

（1）坚持锻炼不懈怠：坚持体育锻炼不仅有利于控制体重，还有利于尿酸的排出。

（2）控制体重勿忽视：中医学认为"肥人多湿"，肥胖易致湿浊内生，发生痛风。

（3）改善患者的依从性：理论上，痛风是一种比较容易诊断、治疗的疾病。但实际上，许多患者，包括那些已经正确诊断的患者治疗得并不理想，原因就在于患者的依从性差。

（4）避免诱发因素：痛风的诱发因素包括高嘌呤饮食、酗酒、过度劳累、紧张、寒冷刺激及关节损伤等，日常生活中痛风患者应该注意避免这些诱发因素。

197. 什么是中医微创可视针刀镜技术？

中医微创可视针刀镜技术以《内经》"九针十二原"为基础，结合现代医学内镜技术，在微创和可视条件下，有效疏通"病灶结点"对经筋的痹阻卡压，清除经筋病灶和组织间炎性因子，阻断滑膜炎性增生，消除痰瘀互结的病理产物，保护关节、肌肉、肌腱、韧带、骨及软骨组织免受损害。

中医微创可视针刀镜技术是中西医互补的特色诊疗手段，是用于关节及软组织疾病诊断和治疗的新型内镜微创技术。其由影像系统、冲洗系统、刨削系统、射频系统和手术器械构成。

通过在关节或软组织病损处开一豆粒大小的孔，将具有照明功能的光纤设备插入关节腔内，关节或软组织内部的放大图像通过数据线输入电脑成像在显示屏上，借以观察关节内的病变情况，同时可插入检查或手术器械，在显示屏监控下进行全面检查和手术治疗。目前，针刀镜技术已经比较成熟，可以在微创、可视条件下，通过特殊设计的针具，进行松解关节内组织粘连、清除增生肥厚的滑膜及骨赘、修复关节面、灌洗关节腔等治疗。

198. 中医微创可视针刀镜技术有哪些用途？

中医微创可视针刀镜技术适用于治疗风湿性关节炎、类风湿关节炎、痛风性关节炎、骨性关节炎、强直性脊柱炎、颈椎病、肩周炎、银屑病性关节炎、筋膜炎、骨质增生等。

（1）诊断：

1）用于非感染性关节炎的鉴别，根据关节滑膜的充血和水肿、关节软骨损伤程度及关节内有无游离体等病理改变可协助鉴别类风湿关节炎、骨性关节炎及痛风性关节炎等疾病。

2）用于关节及软骨组织结构急慢性损伤的观察诊断。

3）用于采集各病变组织的活检标本。

（2）治疗：

1）用于关节及软组织炎性病变的灌洗、清理。

2）用于软组织粘连的松解、清除；异物如痛风石、游离体、坏死组织等的刮除。

3）用于病变滑膜、骨刺的刨削清理，软骨磨损修整等。

4）用于顽固性神经痛的治疗如神经蛋白凝固的选择阻断等。

199. 中医微创可视针刀镜技术怎样治疗痛风？

中医微创可视针刀镜技术常用术式包括增生滑膜清除术、关节腔灌洗术、关节囊疏离术、软组织炎症透析术、关节内外粘连松解术、肌筋间隙减压术、椎弓根循经减压术等。用于痛风治疗的主要是以下技术。

（1）针刀镜下关节尿酸盐晶体清理术：全面观察关节内病变组织，用刮匙尽可能除去黏附在关节软骨和软组织上的尿酸盐结晶；用大量液体灌洗关节腔，调整关节内渗透压、酸碱度，补充电解质，改善关节内环境。

（2）针刀镜痛风石清理术：通过针刀镜对关节行滑膜病理检查术或进行关节腔清理，切除增生和有晶体沉积的滑膜组织，同时清除沉积在关节内其他结构表面的白色物质等，修整退变的组织。

（3）针刀镜松解术：刨削关节腔内增生、卡压的滑膜组织，摘除游离体，切除骨赘，修平关节面，清除脱落的软骨、坏死组织碎片和炎性介质，灌洗关节腔，改善关节内环境。

中医微创可视针刀镜技术治疗痛风的主要目标是消除炎症、肿胀，缓解疼痛，治愈或改善症状，阻断病程的发展。

200. 中医微创可视针刀镜治疗后注意事项有哪些？

在治疗后 12~24 小时内，患者有局部沉重感和轻度疼痛，此后逐渐消失，一般 24 小时后即可进行功能恢复性活动。患者术后 7~10 天拆线，注意关节防寒防潮，一般主张多做一些关节负重小或不负重的运动。此期关节活动应由被动运动转为主动运动，最后为抗阻力运动。但需注意各种训练要循序渐进，医疗体操、太极拳、健身操等有利于关节的康复，活动前关节局部热敷，缓解肌肉痉挛，增强伸展能力，有利于锻炼。一个月后才能进行负重运动。

201. 中医微创可视针刀镜技术与小针刀有什么不同？

中医微创可视针刀镜治疗是一个系统，有很多手法，比如增生滑膜清除术、关节腔灌洗术、关节囊疏离术、软组织炎症透析术、关节内外粘连松解术、肌筋间隙减压术、椎弓根循经减压术等，可以针对不同时期的病症采取不同的治疗方式，而小针刀治疗对早期患者的症状有缓解作用，随着病程的进展，治疗效果下降。

针刀镜是利用现代高清内镜成像技术，放大细微部位的组织病变，减少了治疗的危险性、提高了成功率。其治疗部位深入，剥离和疏通彻底。

202. 中医微创可视针刀镜技术与关节镜有什么区别?

（1）针刀镜手术时采用局部麻醉，用 1% 利多卡因 10~20 mL 即可，相比关节镜全身麻醉安全。

（2）针刀镜相对精细，光镜直径只有 2.7 mm，配上外鞘套才 4 mm，一些小关节也可以手术；而关节镜光镜直径 4.5 mm 以上，加上外鞘套大于 6 mm，因而在大关节（多用于膝关节）手术时常用。

（3）针刀镜手术适应证广，适合患者多。常用于人体大、小关节和软组织病变，如类风湿关节炎、骨性关节炎、痛风性关节炎、腰背筋膜炎等。

（4）针刀镜技术以微小创伤为基础理念，在治疗时介入期早。手术切口 ≤ 4mm；最多开通 2 个通道，有时利用 1 个通道也可完成整个诊疗过程。关节镜治疗擅长对病变部位手术重建或修复，介入期较晚；手术时通常要在手术部位开 3 个或 3 个以上通道以方便操作，治疗过程中剪除或剥削损伤的黏膜、软骨等组织，创伤相对较大，恢复时间相对较长。

203. 中医微创可视针刀镜技术与开放性手术的治疗特点有何差异?

中医微创可视针刀镜技术与开放性手术相比，具有微创、术后恢复快的特点。术后 24 小时即可恢复活动，康复时间通常一周左右。开放性手术治疗本身破坏性较大，存在较多风险，关键是适用范围较少，仅针对晚期患者。

附录

附录一　原发性痛风诊断和治疗指南

（中华医学会风湿病学分会 2011 年）

一、概述

痛风是一种由单钠尿酸盐（MSU）沉积所致的晶体相关性关节病，与嘌呤代谢紊乱或尿酸排泄减少所致的高尿酸血症直接相关，属于代谢性风湿病范畴。痛风特指急性特征性关节炎和慢性痛风石疾病，可并发肾脏病变，重者可出现关节破坏、肾功能受损，也常伴发代谢综合征的其他组，如腹型肥胖、高脂血症、高血压、2 型糖尿病以及心血管疾病。

原发性痛风由遗传因素和环境因素共同致病，具有一定的家族易感性。但除 1% 左右由先天性嘌呤代谢酶缺陷引起外，绝大多数病因未明。继发性痛风发生在其他疾病（如肾脏病、血液病等）过程中，或由服用某些药物，肿瘤放射治疗、化学治疗等多种原因引起。此处主要介绍原发性痛风。

痛风见于世界各地区、各民族，患病率有所差异，在我国的患病率约为 0.15%~0.67%，较以前有明显升高。

二、临床表现

95% 的痛风发生于男性，起病一般在 40 岁以后，且患病率随年龄而增加，但近年来有年轻化趋势；女性患者大多出现在绝经期以后。痛风的自然病程可分为急性发作期、间歇发作期、慢性痛风石病变期。

1. 症状和体征

（1）急性发作期

发作前可无先兆，典型发作者常于深夜被关节痛惊醒，疼痛进行性加剧，在12小时左右达到高峰，呈撕裂样、刀割样或咬噬样，难以忍受。受累关节红肿灼热、皮肤紧绷、触痛明显、功能受限。多于数天或2周内自行缓解，恢复正常。首次发作多侵犯单关节，50%以上发生在第一跖趾关节，在以后的病程中，90%患者累及该部位。足背、足跟、踝、膝等关节也可受累。部分患者可有发热、寒战、头痛、心悸、恶心等全身症状，可伴有白细胞升高、红细胞沉降率(ESR)增快。

（2）间歇发作期

急性关节炎缓解后一般无明显后遗症状，有时仅有患部皮肤色素沉着、脱屑、刺痒等。多数患者在初次发作后1~2年内复发，随着病情的进展，发作次数逐渐增多，症状持续时间延长，无症状间歇期缩短，甚至症状不能完全缓解，且受累关节逐渐增多，从下肢向上肢、从远端小关节向大关节发展，出现指、腕、肘等关节受累，少数患者可影响到肩、髋、骶髂、胸锁或脊柱关节，可累及关节周围滑囊、肌腱、腱鞘等部位，症状和体征渐趋不典型。

（3）慢性痛风石病变期

皮下痛风石和慢性痛风性关节炎是长期显著的高尿酸血症未获满意控制，体内尿酸池明显扩大，大量MSU晶体沉积于皮下、关节滑膜、软骨、骨质及关节周围软组织的结果。皮下痛风石发生的典型部位是耳郭，也常见于反复发作的关节周围，以及鹰嘴、跟腱、髌骨滑囊等处。外观为皮下隆起的大小不一的黄白色赘生物，皮肤表面菲薄，破溃后排出白色粉状或糊状物，经久不愈。皮下痛风石常与慢性痛风性关节炎并存。关节内大量沉积的痛风石可造成关节骨质破坏、关节周围组织纤维化、继发退行性改变等。

临床表现为持续关节肿痛、压痛、畸形、功能障碍。慢性期症状相对缓和，但也可有急性发作。

（4）肾脏病变

1）慢性尿酸盐肾病：微小的尿酸盐晶体沉积于肾间质，特别是肾髓质部乳头处，导致慢性肾小管－间质性肾炎，引起肾小管萎缩变形、间质纤维化，严重者可引起肾小球缺血性硬化。临床表现为尿浓缩功能下降，出现夜尿增多、低比重尿、小分子蛋白尿、白细胞尿、轻度血尿及管型等。晚期可致肾小球滤过功能下降，出现肾功能不全及高血压、水肿、贫血等。

2）尿酸性尿路结石：尿中尿酸浓度增加，呈过饱和状态，在泌尿系统沉积并形成结石。在痛风患者中的发生率在 20% 以上，且可能出现于痛风性关节炎之前。结石较小者呈砂砾状随尿排出，可无明显症状；较大者可阻塞尿路，引起肾绞痛、血尿、排尿困难、泌尿系感染、肾盂扩张、积水等。

3）急性尿酸性肾病：血及尿中尿酸水平急骤升高，大量尿酸结晶沉积于肾小管、集合管等处，造成急性尿路梗阻。临床表现为少尿、无尿、急性肾功能衰竭；尿中可见大量尿酸晶体。这种情况在原发性痛风中少见，多由恶性肿瘤及其放射治疗、化学治疗(即肿瘤溶解综合征)等继发原因引起。

2. 辅助检查

（1）血尿酸的测定：以尿酸酶法应用最广。流行病学研究显示成年男性血尿酸值约为 35~70 mg/L（1 mg/L=5.94 μmol/L）。女性约为 25~60 mg/L，绝经期后接近男性。在人体的生理条件下，血中至少 98% 的尿酸以钠盐的形式存在。MSU 的溶解度约为 64 mg/L，另有 4%~5% 的 MSU 与血浆蛋白可逆性结合，因此不分性别、年龄，血清中 MSU 的最大饱和量约为 70 mg/l，超过此值即为高尿酸血症。由于血尿酸受多种因素影响而波动，应反复测定。

（2）尿尿酸的测定：多采用尿酸酶法检测。低嘌呤饮食5天后，24小时尿尿酸排泄量 >600 mg 为尿酸生成过多型（约占10%）；<600 mg 提示尿酸排泄减少型（约占90%），但不能除外同时存在两方面缺陷的情况。在正常饮食情况下，24小时尿尿酸排泄量以800 mg 进行区分。这项检查对有痛风家族史、年龄较轻、血尿酸水平明显升高、伴有肾结石的患者更为必要。通过检测，可初步判定高尿酸血症的生化分型，有助于降尿酸药物选择及判断尿路结石的性质。

（3）尿酸盐检查：偏振光显微镜下表现为 2~20 μm 强的负性双折光的针状或杆状的 MSU 晶体。急性发作期关节滑液中可见白细胞内、外的这种晶体；在痛风石的抽吸物中，也可发现同样晶体；在发作间歇期，曾受累关节的滑液中也有较高的阳性发现率。普通显微镜也可用来观察，但效果较差。

（4）影像学检查：急性发作期仅见受累关节周围非对称性软组织肿胀；反复发作的间歇期可出现一些不典型的放射学改变；慢性痛风石病变期可见 MSU 晶体沉积造成关节软骨下骨质破坏，出现偏心性圆形或卵圆形囊性变，甚至呈虫噬样、穿凿性缺损，边界较清，相邻的骨皮质可膨起或骨刺样翘起。重者可使关节面破坏，造成关节半脱位或脱位，甚至病理性骨折；也可破坏软骨，出现关节间隙狭窄以及继发退行性改变、局部骨质疏松等。

（5）超声波检查：受累关节的超声波检查可发现关节积液、滑膜增生、关节软骨及骨质破坏、关节内或周围软组织的痛风石、钙质沉积等。超声下出现肾髓质特别是锥体乳头部散在强回声光点，则提示尿酸盐肾病，也可发现 X 线下不显影的尿酸性尿路结石。超声波检查还可诊断痛风患者经常伴发的脂肪肝。

三、诊断要点

原发性痛风的诊断在排除继发性因素后，还应包括病程分期、生化分型、是否并发肾脏病变、是否伴发其他相关疾病等内容。痛风各期的诊断常有赖于急性发作史，因此急性痛风性关节炎的诊断最为重要。

1. 诊断特点

（1）特征性关节炎：多见于中老年男性，部分患者发作前存在明确诱因，包括进食高嘌呤食物、酗酒、饥饿、疲劳、受凉、外伤、手术等。自限性的急骤进展的关节炎，特别是累及第一跖趾关节时，高度提示痛风。反复发作多年后，关节炎呈慢性化，并可出现皮下痛风石。

（2）高尿酸血症：血尿酸升高是痛风发生最重要的生化基础和最直接的危险因素。随着血尿酸水平的增高，痛风的患病率也逐渐升高，然而大多数高尿酸血症并不发展为痛风；少部分急性期患者，血尿酸水平也可在正常范围，因此，高尿酸血症不能等同于痛风。仅依据血尿酸水平既不能确定诊断又不能排除诊断。只有特征性关节炎伴高尿酸血症时，才有助于痛风的临床诊断。

（3）查找 MSU 晶体：关节滑液或痛风石抽吸物中发现并经鉴定为特异性 MSU 晶体，是确诊痛风的金标准。对一些不典型的炎性关节炎，在关节滑液中查找 MSU 晶体更为必要。同时应进行革兰氏染色涂片和病原菌培养，以排除感染性关节炎。

（4）影像学检查：急性期或早期痛风仅有非对称性软组织肿胀，X 线检查对诊断帮助不大，对慢性痛风石性痛风可见特征性改变，有助于诊断。同时影像学检查可用于痛风的鉴别诊断。

（5）肾脏病变：大约 1/3 的痛风患者可出现肾脏病变，主要表现为慢性尿酸盐肾病、尿酸性尿路结石等。除尿常规、肾功能检查外，超声波检查有助于发现肾脏受损情况。

2. 诊断和鉴别诊断

（1）急性痛风性关节炎：是痛风的主要临床表现，常为首发症状。反复发作的急性关节炎、无症状的间歇期、高尿酸血症，对秋水仙碱治疗有特效的典型病例，临床诊断并不困难，然而也有不典型起病者。在关节滑液或痛风石中检测到 MSU 晶体可以确诊。目前多采用 1977 年美国风湿病学会（ACR）的分类标准进行诊断，同时应与蜂窝织炎、丹毒、感染化脓性关节炎、创伤性关节炎、反应性关节炎、假性痛风等相鉴别。

（2）间歇期痛风：此期为反复急性发作之间的缓解状态，通常无明显关节症状，因此间歇期的诊断有赖于既往急性痛风性关节炎反复发作的病史及高尿酸血症。部分病史较长、发作较频繁的受累关节可出现轻微的影像学改变。此期在曾受累关节滑液中发现 MSU 晶体，可确诊。

（3）慢性期痛风：皮下痛风石多于首次发作 10 年以后出现，是慢性期标志。反复急性发作多年，受累关节肿痛等症状持续不能缓解，结合骨关节的 X 线检查及在痛风石抽吸物中发现 MSU 晶体，可以确诊。此期应与类风湿关节炎、强直性脊柱炎、银屑病关节炎、骨关节炎、骨肿瘤等相鉴别。

（4）肾脏病变：慢性尿酸盐肾病可有夜尿增多，出现尿比重和渗透压降低、轻度红或（和）白细胞尿及管型、轻度蛋白尿等，甚至肾功能不全。此时应与肾脏疾病引起的继发性痛风相鉴别。尿酸性尿路结石则以肾绞痛和血尿为主要临床表现，X 线平片大多不显影，而 B 超检查则可发现。对于肿瘤广泛播散或接受放射治疗、化学治疗的患者突发急性肾功能衰竭，应考虑急性尿酸性肾病，其特点是血及尿中尿酸急骤显著升高。

四、治疗方案及原则

痛风治疗的目的：①迅速有效地缓解和消除急性发作症状；②预防急性关节炎复发；③纠正高尿酸血症，促使组织中沉积的尿酸盐晶体溶解，并防止新的晶体形成，从而逆转和治愈痛风；④治疗其他伴发的相关疾病。痛风最佳治疗方案应包括非药物治疗和药物治疗两方面。必要时可选择剔除痛风石、对残毁关节进行矫形等手术治疗，以提高生活质量。

1. 非药物治疗

患者的教育、适当调整生活方式和饮食结构是痛风长期治疗的基础。①避免高嘌呤饮食：动物内脏（尤其是脑、肝、肾），海产品（尤其是海鱼、贝壳等软体动物）和浓肉汤含嘌呤较高；鱼虾、肉类、豆类也含一定量的嘌呤；各种谷类、蔬菜、水果、牛奶、鸡蛋等含嘌呤较少，而且蔬菜、水果等属于碱性食物，应多进食。②对肥胖者，建议采用低热量、平衡膳食，增加运动量，以保持理想体重。③严格戒饮各种酒类，尤其是啤酒。④每日饮水应在 2000 mL 以上，以保持尿量。

2. 药物治疗

应按照临床分期进行，并遵循个体化原则。

（1）急性发作期的治疗

以下 3 类药物均应及早、足量使用，见效后逐渐减停。急性发作期不开始进行降尿酸治疗，已服用降尿酸药物者发作时不需停用，以免引起血尿酸波动，延长发作时间或引起转移性发作。

1）非甾体抗炎药（NSAIDs）：各种NSAIDs均可有效缓解急性痛风症状，现已成为一线用药。非选择性NSAIDs如吲哚美辛等常见的不良反应是胃肠道症状，也可能加重肾功能不全、影响血小板功能等，必要时可加用胃保护剂，活动性消化性溃疡者禁用，伴肾功能不全者慎用。选择性环氧合酶-2（COX-2）抑制剂胃肠道反应少见，但应注意其心血管系统的不良反应。依托考昔（etoricoxib）已被批准用于急性痛风性关节炎的治疗。

2）秋水仙碱：是有效治疗急性发作的传统药物，一般首次剂量1 mg，以后每1~2小时给予0.5 mg，24小时总量不超过6 mg。秋水仙碱不良反应较多，主要是严重的胃肠道反应，如恶心、呕吐、腹泻、腹痛等，也可引起骨髓抑制、肝细胞损害、过敏、神经毒性等。不良反应与剂量相关，肾功能不全者应减量使用。低剂量（如0.5 mg，每日2次）使用对部分患者有效，不良反应明显减少，但起效较慢，因此在开始用药第1天，可合用NSAIDs。

3）糖皮质激素：治疗急性痛风有明显的疗效，通常用于不能耐受NSAIDs、秋水仙碱或肾功能不全者。单关节或少关节的急性发作，可行关节腔抽液和注射长效糖皮质激素，以减少药物的全身反应，但应排除合并感染。对于多关节或严重的急性发作，可口服、肌内注射、静脉使用中小剂量的糖皮质激素，如口服泼尼松20~30 mg/d。为避免停药后症状"反跳"，停药时可加用小剂量秋水仙碱或NSAIDs。

（2）间歇期和慢性期的治疗

旨在长期有效地控制血尿酸水平。使用降尿酸药物的指征是：急性痛风复发、多关节受累、痛风石出现、慢性痛风性关节炎或受累关节出现影像学改变、并发尿酸性肾石病等。治疗目标是使血尿酸<60 mg/L，以减少或消除体内沉积的MSU晶体。目前临床应用的降尿酸药物主要有抑制尿酸生成药和促进尿酸排泄药两类，均应在急性发作平息至少2周后，小剂量开始，逐渐加量，根据降尿酸的目标水平在数月内调整至最小有效剂量并长期甚至终身维持。仅在单一药物疗效不好、血尿酸明显升高、痛风石大量形

成时可合用两类降尿酸药物。

在开始使用降尿酸药物的同时，服用低剂量秋水仙碱或NSAIDs 至少 1 个月，以起到预防急性关节炎复发的作用。

1）抑制尿酸生成药：通过抑制黄嘌呤氧化酶（XO），阻断次黄嘌呤、黄嘌呤转化为尿酸，从而降低血尿酸水平。广泛用于原发性及继发性高尿酸血症，尤其是尿酸产生过多型或不宜使用促尿酸排泄药者。目前在我国这类药物只有别嘌醇一种。

别嘌醇：初始剂量 100 mg/d，以后每 2~4 周增加 100 mg，直至 100~200 mg，每日 3 次（每日剂量在 300 mg 以内，也可 1 次服用）。本品不良反应包括胃肠道症状、皮疹、药物热、肝酶升高、骨髓抑制等，应予监测。大约 5% 患者不能耐受。偶有严重的超敏反应综合征，表现为高热、嗜酸细胞增高、毒性上皮坏死及剥脱性皮炎、进行性肝肾功能衰竭，甚至死亡。仅对皮疹等轻微反应者考虑住院进行脱敏治疗，不能用于严重反应者。肾功能不全会增加不良反应风险，应根据肾小球滤过率减量使用。部分患者在长期用药后产生耐药性，使疗效降低。

2）促尿酸排泄药：主要通过抑制肾小管重吸收，增加尿酸排泄，从而降低血尿酸。主要用于尿酸排泄减少型，以及对别嘌醇过敏或疗效不佳者。肾功能异常影响其疗效。由于这类药物可使尿中尿酸含量增高，一般慎用于存在尿路结石或慢性尿酸盐肾病的患者，急性尿酸性肾病禁用。在用药期间，特别是开始用药数周内应碱化尿液并保持尿量。①丙磺舒：初始剂量 0.25 g，每日 2 次，渐增至 0.5 g，每日 3 次，每日最大剂量 2 g。主要不良反应有胃肠道症状、皮疹、药物热、一过性肝酶升高及粒细胞减少。对磺胺过敏者禁用。②苯磺唑酮：初始剂量 50 mg，每日 2 次，渐增至 100 mg，每日 3 次，每日最大剂量 600 mg。主要不良反应有胃肠道症状、皮疹、粒细胞减少，偶见肾毒性反应。本品有轻度水钠潴留作用，对慢性心功能不全者慎用。③苯溴马隆：初始剂量 25 mg/d，渐增至 50~100 mg，每日 1 次。根据血尿酸水平调节至维持剂量，并长期用药。本品可用于轻、中度肾功能不全，但血肌酐 <20 mL/min 时无效。不良反应少，包括胃肠道症状（如腹泻）、皮疹、肾绞痛、粒细胞减少等，罕见严重的肝毒性作用。

3）新型降尿酸药：国外一些新型降尿酸药物已用于临床或正在进行后期的临床观察，预计不久将在我国使用。①奥昔嘌醇：本品是别嘌醇氧化的活性代谢产物，其药物作用和疗效与别嘌醇相似，但不良反应相对较少。适用于部分对别嘌醇过敏的患者，然而二者之间仍存在 30% 左右的交叉反应。②非布索坦：这是一种分子结构与别嘌醇完全不同的非嘌呤类降尿酸药物，特异性抑制氧化型及还原型 XO，疗效优于别嘌醇。适用于对别嘌醇过敏的患者。此外由于本品同时在肝脏代谢和肾脏清除，不完全依赖肾脏排泄，因此可用于轻中度肾功能不全者。不良反应主要有肝功能异常，其他有腹泻、头痛、肌肉骨骼系统症状等，大多为一过性轻中度反应。③尿酸酶：人类缺少尿酸酶，无法将尿酸进一步氧化为更易溶解的尿囊素等排出体外。生物合成的尿酸氧化酶通过这一机制降低血尿酸。目前主要有重组黄曲霉菌尿酸氧化酶和聚乙二醇化重组尿酸氧化酶。二者均有快速、强力的降低血尿酸疗效，主要用于重度高尿酸血症、难治性痛风，特别是肿瘤溶解综合征患者。前者免疫原性较高，易引起超敏反应及耐药性，且半衰期短，需频繁给药，后者在这些方面有所改进。其他不良反应有待长期观察。

4）碱性药物：尿中的尿酸存在非离子化（即游离尿酸）和离子化（即尿酸盐）两种形式，作为弱有机酸，尿酸在碱性环境中可转化为溶解度更高的尿酸盐，利于肾脏排泄，减少尿酸沉积造成的肾脏损害。痛风患者的尿 pH 值往往低于健康人，因此在降尿酸治疗的同时通过下列药物碱化尿液，特别是在开始服用促尿酸排泄药期间。定期监测尿 pH 值，使之保持在 6.5 左右，同时保持尿量，是预防和治疗痛风相关肾脏病变的必要措施。①碳酸氢钠片：口服，每次 0.5~2.0 g，每日 3 次。由于本品在胃中产生 CO_2，增加胃内压，常见嗳气、腹胀等症状，也可加重胃溃疡；长期大量服用，可引起碱血症及电解质紊乱，充血性心力衰竭、水肿、肾功能不全者慎用。②枸橼酸钾钠合剂：Shohl 溶液（枸橼酸钾 140 g，枸橼酸钠 98 g，加蒸馏水至 1000 mL），每次 10~30 mL，每日 3 次。使用时应监测血钾浓度，避免发生高钾血症。此外也可选用枸橼酸钾钠颗粒剂、片剂等。

（3）肾脏病变的治疗

痛风相关的肾脏病变均是降尿酸药物治疗的指征，应选用别嘌醇，同时均应碱化尿液并保持尿量。慢性尿酸盐肾病如需利尿，避免使用影响尿酸排泄的噻嗪类利尿剂及呋塞米、利尿酸等，其他处理同慢性肾炎。如果出现肾功能不全，可行透析治疗，必要时可做肾移植。对于尿酸性尿路结石，经过合理的降尿酸治疗，大部分可溶解或自行排出，体积大且固定者可行体外冲击碎石、内镜取石或开放手术取石。对于急性尿酸性肾病这一急危重症，迅速有效地降低急骤升高的血尿酸，除别嘌醇外，尿酸酶的使用是正确选择，其他处理同急性肾功能衰竭。

（4）相关疾病的治疗

痛风常伴发代谢综合征中的一种或数种，这些疾病的存在也增加痛风发生的危险。因此在痛风治疗的同时，应积极治疗相关的伴发疾病。治疗这些疾病的药物中，有些通过增加尿酸清除等机制，兼具弱的降血尿酸作用，值得选用，但不主张单独用于痛风的治疗。①降脂药：非诺贝特、阿托伐他汀、降脂酰胺；②降压药：氯沙坦、氨氯地平；③降糖药：醋磺己脲等。其中对非诺贝特、氯沙坦研究较多。

3. 无症状高尿酸血症的处理原则

尽管高尿酸血症与痛风性急慢性关节炎、肾脏疾病密切相关，与代谢综合征的其他组分可能存在某些关联，但尚无直接证据表明溶解于血液中的尿酸对人体有害，除非特别严重的或急性血尿酸升高。因此无症状高尿酸血症应以非药物治疗为主，一般不推荐使用降尿酸药物。但经过饮食控制血尿酸仍高于 90 mg/L，有家族史，或伴发相关疾病的血尿酸高于 80 mg/L 的患者，可进行降尿酸治疗。

五、预后

痛风的病因和发病机制较为清楚，诊断并不困难，预防和治疗有效，因此预后相对良好。如果及早诊断并进行规范治疗，大多数痛风患者可正常工作生活。慢性期病变经过治疗有一定的可逆性，皮下痛风石可缩小或消失，关节症状和功能可获改善，相关的肾脏病变也可减轻、好转。患者起病年龄小、有阳性家族史、血尿酸显著升高、痛风频发，提示预后较差。伴发高血压、糖尿病或其他肾病者，肾功能不全的风险增加，甚至危及生命。

附录二　常见食物嘌呤含量（mg/100 g）

主食类			
牛奶	1.4	脱脂牛奶	15.7
皮蛋白	2.0	通心粉	16.5
红薯	2.4	面粉	17.1
鸡蛋黄	2.6	糯米	17.7
荸荠	2.6	大米	18.1
鸭蛋黄	3.2	面条	19.8
鸭蛋白	3.4	糙米	22.4
土豆	3.6	麦片	24.4
鸡蛋白	3.7	薏米	25.0
木薯粉	6.0	燕麦	25.0
皮蛋黄	6.6	豆浆	27.7
小米	7.3	红豆	53.2
粉丝	7.8	米糠	54.0
玉米	9.4	豆腐	55.5
高粱	9.7	熏豆干	63.6
芋头	10.1	豆干	66.5
米粉	11.1	绿豆	75.1
小麦	12.1	黄豆	116.5
淀粉	14.8	黑豆	137.4

动物类			
猪血	11.8	瘦猪肉	122.5
猪皮	29.8	鸡心	125.0
火腿	55.0	猪肚	132.4
猪心	65.3	猪腰子	132.6
猪脑	66.3	猪肉	132.6
牛肚	79.0	鸡胸肉	137.4
鸽子肉	80.0	鸭肫	137.4
牛肉	83.7	鹿肉	138.0
兔肉	107.6	鸡肫	138.4
羊肉	111.5	鸭肉	165.0
鸭肠	121.0	猪肝	169.5

动物类			
牛肝	169.5	猪脾	270.6
马肉	200	鸡肝	293.5
猪大肠	262.2	鸭肝	301.5
猪小肠	262.2	小牛颈肉	1260
水产类			
海参	4.2	海鳗	159.5
海蜇皮	9.3	草虾	162.0
鳜鱼	24.0	虱目鱼	180.0
金枪鱼	60.0	乌鱼	183.2
鱼丸	63.2	鲭鱼	194.0
鲑鱼	70.0	吴郭鱼	199.4
鲈鱼	70.0	四破鱼	217.5
螃蟹	81.6	鱿鱼	226.2
乌贼	89.8	鲳鱼	238.0
鳝鱼	92.8	牡蛎	239.0
鳕鱼	109.0	三文鱼	250.0
旗鱼	109.8	吻仔鱼	284.2
鲍鱼	112.4	蛙鱼	297.0
鳗鱼	113.1	蛤蜊	316.0
蚬子	114.0	沙丁鱼	345.0
大比目鱼	125.0	秋刀鱼	355.4
刀鱼	134.9	凤尾鱼	363.0
鲫鱼	137.1	扁鱼干	366.7
鲤鱼	137.1	青鱼	378
虾	137.7	鲱鱼	378
草鱼	140.3	干贝	390.0
黑鲳鱼	140.3	带鱼	391.6
红魽鱼	140.3	蚌蛤	436.3
黑鳝	140.6	熏鲱鱼	840
鱼子酱	144.0	小鱼干	1539

蔬菜类			
冬瓜	2.8	青蒿	16.3
南瓜	2.8	韭黄	16.8
洋葱	3.5	空心菜	17.5
番茄	4.2	白花甘蓝（芥蓝）	18.5
姜	5.3	韭菜花	19.5
葫芦	7.2	芫荽	20.2
萝卜	7.5	雪里蕻	24.4
黄瓜	8.2	韭菜	25.0
酸菜类	8.6	鲍鱼菇	26.7
腌菜类	8.6	蘑菇	28.4
苋菜	8.7	生竹笋	29.0
葱头	8.7	四季豆	29.7
青椒	8.7	油菜	30.2
蒜头	8.7	御豆	32.2
黑木耳	8.8	茼蒿	33.4
胡萝卜	8.9	罗勒	33.9
圆白菜	9.7	大蒜	38.2
榨菜	10.2	大葱	38.2
苦瓜	11.3	海藻	44.2
丝瓜	11.4	笋干	53.6
荠菜	12.4	花豆	57.0
芥菜	12.4	菜豆	58.2
包心菜	12.4	金针菇	60.9
芹菜	12.4	海带	96.6
白菜	12.6	绿豆芽	166.0
青葱	13.0	香菇	214.0
菠菜	13.3	紫菜	274.0
辣椒	14.2	黄豆芽	500.0
茄子	14.3	芦笋	500.0
小黄瓜	14.6	豆苗菜	500.0
生菜	15.2		

水果干果类			
杏	0.1	番石榴	4.8
石榴	0.8	葡萄干	5.4
菠萝	0.9	红枣	6.0
葡萄	0.9	小番茄	7.6
苹果	0.9	黑枣	8.3
梨	1.1	核桃	8.4
西瓜	1.1	龙眼干	8.6
香蕉	1.2	大樱桃	17.0
桃	1.3	草莓	21.0
枇杷	1.3	瓜子	24.2
阳桃	1.4	杏仁	31.7
莲蓬	1.5	枸杞	31.7
木瓜	1.6	栗子	34.6
杧果	2.0	莲子	40.9
橙子	3.0	黑芝麻	57.0
橘子	3.0	腰果	80.5
柠檬	3.4	白芝麻	89.5
哈密瓜	4.0	花生	96.3
李子	4.2	银耳	98.9
佐料类			
蜂蜜	1.2	味精	12.3
米醋	1.5	酱油	25
果酱	1.9	味噌	34.3
番茄酱	3.0	肉汤	500